JN067454

臨床病理レビュー 特集第 165 号

どうなる?! ゲノム医療 2020-2021

監　修

中谷　中

（日本遺伝子診療学会 副理事長 / 三重大学医学部附属病院 ゲノム医療部 教授）

編集協力
日本遺伝子診療学会
遺伝子診断・検査技術推進フォーラム企画推進委員会

発　行

臨床病理刊行会

臨床病理レビュー 特集第 165 号

どうなる ?! ゲノム医療 2020-2021

目　　次

参考資料

ゲノム医療における情報伝達プロセスに関する提言

は じ め に

　本レビューは、毎年開催される日本遺伝子診療学会遺伝子診断・検査技術推進フォーラム公開シンポジウムでの講演を元に編集され、2013 年より発刊されています。2016 年の公開シンポジウムからは時代を先読みするかのように「ゲノム医療」を中心的課題として取り上げるようにしています。その後も各分野のオピニオンリーダーにご講演いただき、なかなか動かない国に対してゲノム医療の社会実装を強く求め、声を上げてきました。そういった声によるものか、世界的潮流によるものか、国は大慌てしたかのようにゲノム医療、特にがんゲノム医療体制の構築に取り掛かることになりました。2018 年にはがんゲノム医療体制が公募から 3 ヵ月の間に急造され、4 月より先進医療としてがん遺伝子パネル検査が開始されました。医療体制はできたものの、がん遺伝子パネル検査システムを回してゆくノウハウが蓄積されておらず、臨床現場からは戸惑いやため息も聞こえながら進んでゆきました。2019 年 6 月には、がん遺伝子パネル検査が保険償還され、臨床実装が完了したかのように見えます。しかし、臨床現場に見合ったシステムの構築が進んでおらず、がんゲノム医療が始まったときの「走りながら考えよう」が続いています。そこで、今回のシンポジウムでは、始まったばかりのがん遺伝子パネル検査の実情や課題を洗い出し、その運用を整理していただきました。また、ゲノム医療のもう一つの柱である希少疾患の診療に関しても、現状や課題を整理していただくとともに、令和 2 年診療報酬改定で 65 疾患が保険適用となった経緯を説明いただき、適用疾患のさらなる拡大への今後の方策を示していただきました。

　ゲノム医療の実現のためには産官学が情報や意識を共有し、協働していくことが必要ですが、それぞれが一同に会して議論する良い機会となっているのが、本シンポジウムの特徴でもあります。本レビューで、最新情報を発信するとともに、その意図や雰囲気をお伝えできれば幸いです。ことにがんゲノム医療にとり大きな進展を遂げたマイルストーンとなる年であり、本レビューも記念すべき一冊となるものと信じています。

　最後に、シンポジウムでご講演、本レビューにご寄稿いただいた先生方、編集に携わる関係者、協賛を頂いた関係各位に感謝するとともに、更なる発展のために引き続きご助力をいただくようお願いする次第です。

三重大学医学部附属病院 ゲノム医療部 教授

中谷　　中

執 筆 者 一 覧

(執筆順、敬称略)

****

難波　栄二（鳥取大学研究推進機構研究戦略室 / 同 医学部附属病院 遺伝子診療科）

要　　　匡（国立成育医療研究センター ゲノム医療研究部）

後藤　雄一（国立精神・神経医療研究センター メディカル・ゲノムセンター）

黒澤　健司（地方独立行政法人神奈川県立病院機構
神奈川県立こども医療センター 遺伝科）

千葉　　勉（厚労省難病対策委員会委員長／関西電力病院院長／京都大学名誉教授）

池田　貞勝（東京医科歯科大学医学部附属病院 腫瘍センター）

金井　雅史（京都大学医学部附属病院 腫瘍内科）

石丸　紗恵（国立がん研究センター中央病院 臨床研究支援部門 研究企画推進部）

下井　辰徳（国立がん研究センター中央病院 乳腺・腫瘍内科）

藤原　康弘（国立がん研究センター希少がんセンター）

松下　一之（千葉大学医学部附属病院 検査部 / 遺伝子診療部 / がんゲノムセンター）

小杉　眞司（京都大学大学院医学系研究科 医療倫理学・遺伝医療学）

櫻井　晃洋（札幌医科大学医学部 遺伝医学）

I. 希少疾患のゲノム医療の社会実装

Ⅰ．希少疾患のゲノム医療の社会実装

1．難病領域における検体検査の精度管理体制の整備に 資する研究班

難波　栄二 *

　日本では、ゲノム医療実現推進協議会が設置されゲノム医療が推進されている。この協議会の元に「ゲノム情報を用いた医療等の実用化推進タスクフォース」が設置され、ゲノム医療推進のグランドデザインが作成された。この中で、遺伝子関連検査の品質・精度を確保するためには、諸外国と同様の水準が必要であると提言されている。これを受け、2018 年 10 月より「検体検査の精度管理等に関する検討会」（厚生労働省医政局）において議論が行われ、2019 年 3 月にはそのとりまとめが示された。この内容を元に、検体検査の精度管理に関する医療法等が改正され、2018 年 12 月に施行された。この改正により、検体検査の実施施設すべてに精度管理が求められることとなり、実施施設が改めて明確となり、従来の研究の延長線上として実施されていた検査の見直しが必要となつた。日本では、難病領域の遺伝学的検査の多くは大学等の研究室や研究所で実施されており、新たな体制の構築が喫緊の課題となった。現在、大学の研究室や研究所での遺伝学的検査は研究目的での実施として整理することで、現行の体制を維持している。しかし、診療に必要な検査に関しては、継続的な検査体制を維持するために、精度管理に対応できる体制を医療機関や登録衛生検査所に構築し、保険診療での実施の拡大を目指すことが必要となる。

　このために、我々は厚生労働科学研究費補助金難治性疾患政策研究事業「難病領域における検体検査の精度管理体制の整備に資する研究」（難波班）を 2018 年 10 月には発足させこの課題への対応を始めた。まず、情報提供のためのホームページを立ち上げ相談窓口を設けた。さらに、2019 年 2 月 11 日には、シンポジウムを開催し情報提供を行った。2019 年 4 月〜 5 月には難病班を中心に遺伝学的検査の提供と依頼に関するアンケート調査を実施した。現在、保険収載のための検討や諸外国の情報も収集し、日本における難病領域の検体検査体制の検討を進めている。

　本誌では、今回の改正医療法の内容を概説し、難病領域の遺伝学的検査の体制について議論したい。

Eiji Nanba

* 鳥取大学研究推進機構研究戦略室 / 同医学部附属病院 遺伝子診療科教授（〒 683-8503 米子市西町 86）

I. 希少疾患のゲノム医療の社会実装

2. 社会実装の問題点とナショナルセンターにおける取り組み

要　匡[*1]　後藤　雄一[*2]

要　旨

　世界的な流れとなっているゲノム医療の実現に向けて、情報や制度に関するさまざまな法整備等がなされてきている。2018 年 12 月の医療法等の一部を改正する法律（改正医療法）の施行に伴い、我が国においても、米国と同様、研究における検査（解析）と診療における検査（臨床検査）を明確に分ける必要がでてきた。

　しかしながら、我が国において、希少疾患の遺伝学的検査（解析）の多くを担っていたのは大学等のアカデミアであり、研究による解析から改正医療法に適合した精度管理に基づく臨床検査へと移行する必要が生じている。移行には、実施場所、精度管理、費用、検査提供体制、継続性など、いくつかの問題が生じており、これらを解決できる国内の体制、受け皿を整える必要がある。

　ナショナルセンターにおいては、これら問題点を踏まえ、継続性のある検査提供体制づくりへ取り組んでいる。

KEY WORDS　改正医療法、大型ゲノム研究、未診断疾患イニシアチブ（IRUD）、研究・診療切り分け

はじめに

　世界的な流れとなっているゲノム医療の実現に向けて、情報や制度に関するさまざまな法整備等がなされてきている。2018 年 12 月の医療法等の一部を改正する法律（以下、改正医療法）の施行に伴い、精度管理を含めた検体検査のあり方を整理する必要が生じ、我が国においても、米国と同様に研究における検査（解析）と医療（診療）における検査（臨床検査）が明確に分けられる時期に来ている（図1）。

　我が国において、希少疾患の遺伝学的検査（解析）の多くを担っていたのは主に大学等のアカデミアであり、研究による解析が行われている。よって、診療としての遺伝学的検査を行うには、大学等における研究から改正医療法に適合した精度管理に基づく臨床検査へと移行する必要があり、それにはいくつかの問題が残されている。

　例えば、臨床検査は、医療法で定められた場所で実施されなければならず、また、改正医療法に基づいた検体検査の精度管理が担保される必要がある。他にも、診療を行う際の検査費用負担、大

Support for clinical implementation of genetic testing at national centers
Tadashi Kaname, MD, PhD., Yu-ichi Goto, MD, PhD.

[*1] Department of Genome Medicine, National Center for Child Health and Development
　国立成育医療研究センター　ゲノム医療研究部（〒 157-8535 東京都世田谷区大蔵 2-10-1）
[*2] Medical Genome Center, National Center of Neurology and Psychiatry
　国立精神・神経医療研究センター　メディカル・ゲノムセンター（〒 187-8502 東京都小平市小川東町 4-1-1）

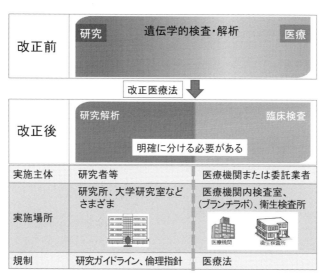

図1　改正医療法施行にともなう遺伝学的検査体制の変化、および研究と診療の違い

学等の研究室における継続性、といった問題などがある。ゲノム医療で重要な遺伝学的検査の安定的な提供には、これらを解決できる国内の体制、受け皿を整える必要が生じている。

　以上の状況において、現在、国、医療施設、研究機関、企業等で、その解決へ向けた取り組みが始まっているが、その中の一つとして、ナショナルセンターにおける、問題点を踏まえた上での現時点での取り組みについて概要を述べる。

Ⅰ．我が国における希少疾患の遺伝学的検査の　医療実装における問題点

A．検査体制

　現時点での、我が国の遺伝学的検査の医療実装（難病ゲノム医療の実装）における大きな問題の一つとして、検査体制整備があげられる。

　希少疾患は、その多くが遺伝性疾患（遺伝子関連疾患）であり、ゲノム解析は、確定診断などに有益な情報を提供するため、ゲノム医療に必須と言える。現在、海外（米国、欧州）において医療（民間の保険を含む）として 4,000 を超える遺伝子関連疾患の遺伝学的検査が可能となっているのに対し、我が国においては、対象を大きく拡大する方

針となっているものの、現時点での保険収載対象は、192 項目（遺伝子数ではない）となっており、また、現実には実施可能な検査項目はさらに少ない。

　これらを含む希少疾患の遺伝学的検査（解析）の多くは、主に大学等のアカデミアが担っていた。それらは、研究として解析（研究の結果として提示）されてきたため、診療として行うには、大学研究室等における研究から改正医療法に対応した医療施設等での検査へと移行する必要がある。その際、臨床検査として行うには医療法で定められた場所（**図1**）、精度を含めた体制の整備が問題となる。一口に精度といっても研究と診療ではその方向性が異なる。研究においては、解析結果の正確性やバリアントの再現性、疾患原因であるか等について重点がおかれ、それらについて、審査を経た誌上発表などで担保された正確性が求められる。一方、臨床検査においては、精度管理された機器や人材も含め、どのようなプロセスで検査が行われたか常に担保する必要があり、オーバーラップはあるものの、整備すべきベクトルや負担すべき項目が異なる。よって、研究解析から臨床検査へ移行を行うには、新たな人材やプロセス管理を含めた整備が必要となるが、一研究室での整

備コスト等の負担は困難である。他にも、医療へ移行した際の検査費用負担、大学等の研究室の継続性、といった問題などが明らかとなっている。これらを解決し、医療での遺伝学的検査を安定的に提供するためには、妥当なコスト算定とその費用負担の明確化、ならびに、希少疾患の遺伝学的検査を担う継続性のある検査提供施設（受け皿）が不可欠であるが、現時点での国内の受け皿は十分ではないと思われる。

B．大型ゲノム研究からの医療実装（未診断疾患イニシアチブなど）

　現在、我が国では、難病研究班等における特定の希少・難病の遺伝子解析に加え、診断困難な（未診断の）患者に対する網羅的ゲノム解析を、未診断疾患イニシアチブ（IRUD）といった大型研究で進めている（**図2**）[1]~[3]。IRUD は、診断の不明な希少疾患を対象として研究探索を行うことを目的としているが、実際に対象となる範囲は広く（**図2**）、約半数は、指定難病の原因遺伝子に病的バリアントが認められたことが判明している[3]。これらの疾患、特に、診断基準にも病的バリアント確認の条件がある疾患は、診療で検査を行う必要

がある。どのようなフローで、どこで行うかなどが問題となり、これらは、厚生労働省「難病領域における検体検査の精度管理の整備に資する研究」班（代表：難波栄二（難波班））[4]において、対象となる疾患、バリアントを含めて検討されている。判明したバリアントを確認検査（**図3**）として明確に分け行うことが検討されているが、後述のナショナルセンターでの取り組みは、難波班の提言を前提としている。

II．ナショナルセンターでの取り組み

　前述のように、大学等における研究室での遺伝学的解析は、研究の継続の有無等により検査提供が左右される可能性があり、検査の受け皿としては不安定な部分が残る。よって、継続性のある検査を提供できる施設（受け皿）に、ナショナルセンターは候補の一つとしてあげられる。ここでは、2つのセンターの現在の取り組みについて、概要を記載する。

A．国立精神・神経研究センター（NCNP）における取り組み

　NCNP においては、病院と研究所が並立し、高

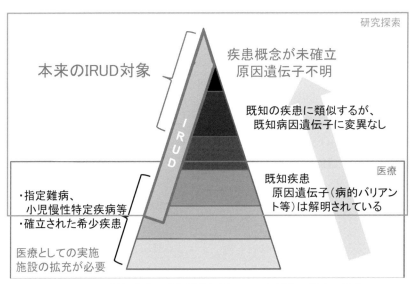

図2　IRUD 対象疾患の遺伝学的解析からみた希少・難病の概念

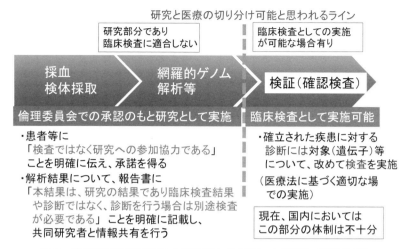

研究と医療の切り分け可能と思われるライン

| 研究部分であり | 臨床検査としての実施 |
| 臨床検査に適合しない | が可能な場合有り |

図3　遺伝学的解析を行う大型研究から医療への橋渡し（切り分け）

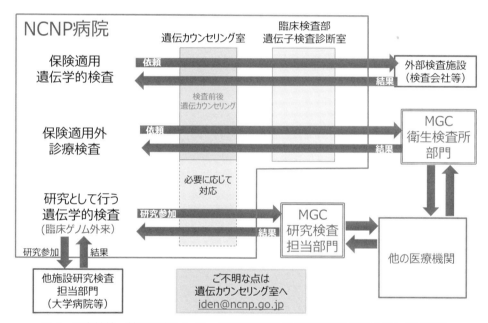

図4　国立精神・神経研究センター（NCNP）における遺伝学的検査の流れ（計画案）

度医療研究センターとして従来より神経・筋疾患
（ミトコンドリア疾患を含む）の病理学的解析、
遺伝学的解析を行い、全国医療施設にその結果を
提供して来た。NCNP 病院に加え、メディカルゲ
ノムセンター（MGC）[5] で解析を行っており、こ
れらを含む、神経・筋疾患等の診療での遺伝学的
検査の受け皿として、**図4**のような計画案が検

討されている。すなわち、MGC 内に衛生検査所
部門を設け、診療としての検査を担当（保険適用
検査は、臨床検査部も担当）し、他の機関へ検査
結果を提供するという案である。衛生検査所とし
ての整備・登録、人的確保等の困難な面はあるも
のの検討が進められている。

B．国立成育医療研究センター（NCCHD）における取り組み

　NCCHDも病院（医療施設）と研究所が並立し、一体となって先端医療を実現する高度医療研究センターであり、IRUDなどの網羅的ゲノム解析を研究所[6]で行い、また、特定の希少疾患の遺伝子解析や小児がん中央機関[7]としての診療に近い解析などを行っている。希少疾患（IRUDについては確認検査）、小児がん等について、これらを診療として行える体制を検討している。一つは、病院内の高度先進検査室（図5）において、次世代シークエンサの導入による検査項目の増加（保険診療または先進医療）を目指している。もう一つは、研究所内に衛生検査センターを設置し（2019年3月登録）、検査項目、体制等についての検討を進めている（図6）。

おわりに

　我が国における希少疾患の遺伝学的検査の医療実装化は、小手先な対応では難しく、大きな体制改革等が必要であり、そのハードルは高い。しかしながら、我が国のゲノム医療（難病ゲノム医療）を一気に整備するためのチャンスとも言える。ナショナルセンターのみならず、法、体制、意識が一体となり、我が国にゲノム医療が実装され、希少疾患診療や精密医療が充実することを期待する。

高度先進検査室

高度先進検査室について

概要

高度先進検査室は、成育医療を推進するために必要な高度先進的・先駆的な臨床検査サービスを提供するために設立された部門です。先天代謝異常症などの遺伝性疾患の診断を目的とした遺伝学的検査（遺伝子検査、酵素活性測定など）およびろ紙血検体を用いた遺伝子検査や酵素活性測定法によるマススクリーニング検査の開発や実施などが主な業務です。

一部の遺伝学的検査については、有料で外部医療施設からの検体も受け入れています。検査可能な遺伝学的検査は下記リストを参照してください。

検査を希望される場合は、下記の手順により高度先進検査室に依頼してください。

主な使用検査機器

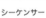
シーケンサー

マイクロチップ電気泳動装置

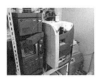
タンデムマス質量分析器

次世代シークエンサ（予定）

図5　国立成育医療研究センター（NCCHD）高度先進検査室（臨床検査部）
（https://www.ncchd.go.jp/hospital/about/section/clinical/senshin.html　を改変）

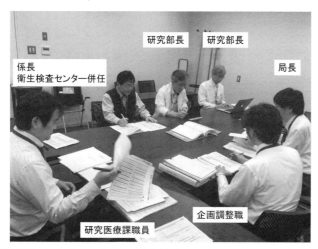

図 6　NCCHD における取り組み(衛生検査センターに関する会議；2019 年)

◆参考文献

1) Adachi T, Kawamura K, Furusawa Y, et al. Japan's initiative on rare and undiagnosed diseases (IRUD): towards an end to the diagnostic odyssey. Eur J Hum Genet 2017; 25 (9)：1025-8.

2) 要　匡. 小児希少・未診断疾患イニシアチブの実施状況と課題. 日本新生児成育医学会雑誌 2020; 32 (1)：31-5.

3) 要　匡. IRUD (Initiative on Rare and Undiagnosed Diseases) による希少疾患の遺伝学的解析の成果. 小児科臨床 2020; 73 (5)：551-4.

4) 厚生労働省科学研究費補助金(難治性疾患政策研究事業)「難病領域における検体検査の精度管理体制の整備に資する研究班」ホームページ < http://www.kentaikensa.jp/>

5) NCNP メディカル・ゲノムセンター <https://www.ncnp.go.jp/mgc/index.html>

6) 成育 IRUD <http://nrichd.ncchd.go.jp/irud-p/>

7) 小児がん中央機関 <https://www.ncchd.go.jp/center/activity/cancer_center/cancer_central/bunshi/index.html>

I. 希少疾患のゲノム医療の社会実装

3. 社会保険診療報酬改定（2020年度）における遺伝学的検査の適用拡大（算定要件の拡大）について

黒澤　健司 *

要 旨

遺伝学的検査の保険適用は進行性筋ジストロフィー症DNA検査以降、2019年末までに75疾患に拡大し、さらに令和2年度診療報酬改定では65疾患が追加された。対象は、客観的な診断基準が確立している指定難病が中心となっている。その適用要件には、1）分析的妥当性、2）臨床的妥当性、3）臨床的有用性、の3点が重視されている。それでもなお、多くの遺伝性疾患が保険適用とはなっておらず、遺伝学的検査といいながら、位置づけは研究としての解析にとどまっている。こうした状況から、これからも遺伝学的検査の保険適用拡大が期待される。そのためには、各疾患の診断基準における遺伝学的検査の位置づけの再検討や臨床サイドの検査に関する準備も極めて重要である。次世代シークエンスの遺伝医療への導入が期待されるこの過渡期に多くの議論と対応が必要となる。

KEY WORDS 遺伝学的検査、保険収載、診療報酬改定、指定難病、分析的妥当性

I. 遺伝学的検査とは

「遺伝学的検査」とは、生殖細胞系列での遺伝子・ゲノムの検査を指し、がんなどで見られる体細胞変異を検出する検査（体細胞遺伝子検査）とは異なる。また、ウイルスなどの病原体遺伝子検査も含まない。「遺伝学的検査」とは、単一遺伝子疾患、多因子疾患、薬物等の効果・副作用・代謝、個人識別に関わる遺伝学的検査等、ゲノムおよびミトコンドリア内の原則的に生涯変化しない、その個体が生来的に保有する遺伝学的情報（生殖細胞系列の遺伝子解析より明らかにされる情報）を明らかにする検査である。遺伝学的検査・診断を実施する際には、遺伝情報の特性を十分考慮する必要がある。これは、その特性として、下記のような内容が含まれるからである（「医療における遺伝学的検査・診断に関するガイドライン」2011年日本医学会)[1]。

・生涯変化しないこと。

・血縁者間で一部共有されていること。

・血縁関係にある親族の遺伝子型や表現型が比較的正確な確率で予測できること。

・非発症保因者（将来的に発症する可能性はほとんどないが、遺伝子変異を有しており、その変異を次世代に伝える可能性のある者）の診断ができる場合があること。

Genetic testing and health insurance in Japan.
Kenji Kurosawa, MD, PhD.
* Division of Medical Genetics, Kanagawa Children's Medical Center, Yokohama, Japan
　地方独立行政法人神奈川県立病院機構 神奈川県立こども医療センター 遺伝科（〒232-8555 神奈川県横浜市南区六ツ川2-138-4）

・発症する前に将来の発症をほぼ確実に予測することができる場合があること。

・出生前診断に利用できる場合があること。

・不適切に扱われた場合には、被検者および被検者の血縁者に社会的不利益がもたらされる可能性があること。

II. 保険収載された遺伝学的検査の歴史

保険収載となった遺伝学的検査の歴史は浅く、十数年が経過したばかりである。最初に保険収載となったのは、平成 18 年の進行性筋ジストロフィー症の DNA 検査で、その後、2 年ごとに改定がなされ、平成 30 年までには 75 疾患群の遺伝学的検査が医療としての保険収載となった。この間に、遺伝カウンセリング加算も設定された。遺伝カウンセリングとは、疾患の遺伝学的関与について、その医学的影響、心理学的影響および家族への影響を人々が理解し、それに適応してゆくことを助けるプロセスである。遺伝学的検査の結果が医療として生かされ、患者とその血縁者の意思決定が適切になされるために必要な医療行為である。遺伝カウンセリングがあって、初めて遺伝学的検査の結果が意義あるものになるともいえる。

しかし、依然として多くの遺伝性疾患の遺伝学的検査は保険適用となっていない。そもそも「遺伝病」とは一体どれくらいの数があるのか。原因遺伝子と症状が明らかにされている遺伝病は Online Mendelian Inheritance in Man（OMIM）ウェブサイトによると、約 5,700 ある。日本で 2019 年末の時点で保険適用となっているのはこの中の 80 未満なので、今進められているゲノム医療の実現までにはかなりの道のりがあることがわかる。この約 80 疾患の多くは国が定める指定難病である。難病は、1）発病の機構が明らかではなく、2）治療方法が確立していない、3）希少な疾患であって、4）長期の療養を必要とするもの、という 4 つの条件を必要としているが、指定難病にはさ

らに、5）患者数が本邦において一定の人数（人口の約 0.1％ 程度）に達しないこと、6）客観的な診断基準（またはそれに準ずるもの）が成立していること、という 2 条件が加わる。2019 年末の時点で、指定難病は 333 疾患が告示されている。このうち遺伝性疾患、遺伝的背景を原因とする疾患は約 180 以上ある。また、遺伝病の多くは、先天性の疾患でもあり、結果として小児慢性特定疾病として挙げられているものが少なくない。2019 年末で小児慢性特定疾病は 762 疾患あり、そのうち遺伝的要因が発症に関連する疾患は約半数に及ぶ。つまり、保険適用となった疾患は、遺伝性疾患の極めてごく一部で、さらに指定難病のなかの遺伝性疾患の約 1/3、小児慢性特定疾病全体から見るとごく一部にとどまっている（図 1、2）。その希少性や診断の難しさから、多くの疾患では、大学研究室での研究として遺伝子解析がなされてきた。しかしこの状態では、遺伝学的検査で得られる客観的に正しい診断のもとで始まる医療の恩恵をうけることができるのは、遺伝性疾患患者の一部にとどまることになる。

III. 遺伝学的検査の保険適用となるための条件

一方で、検査精度が保障されていない遺伝学的検査や、診断においてその位置づけが明確でない遺伝学的検査は、臨床検査としては成立しない。遺伝学的検査が実施されるのは、1）分析的妥当性（検査法が確立しており、再現性の高い結果が得られるなど精度管理が適切に行われていること）、2）臨床的妥当性（検査結果の意味づけが十分になされていること）、3）臨床的有用性（検査の対象となっている疾患の診断がつけられることにより、今後の見通しについての情報が得られたり、適切な予防法や治療法にむすびつけることができるなど臨床上のメリットがあること）、の 3 点が明確にされていることが条件になる[1]。この 3 つの要件が揃っている疾患の遺伝学的検査は、今後保険

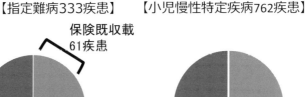

【指定難病333疾患】　　【小児慢性特定疾病762疾患】

保険既収載
61疾患

- 診断基準にあり　　　180疾患
- 疾患概要のみにあり　 27疾患
- 記載なし　　　　　　126疾患

疾患の概要・病因に記載
あり　　413疾患
なし　　349疾患

図1　診断基準における遺伝学的検査の位置づけ
診断基準のなかに遺伝学的検査が明記されている疾患の割合を示した。

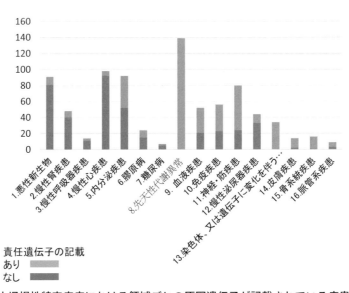

責任遺伝子の記載
あり
なし

図2　小児慢性特定疾病における領域ごとの原因遺伝子が記載されている疾患の割合

適用となることが期待されている。

Ⅳ. 遺伝学的検査の保険収載拡大をめざして

　以上の経緯より、遺伝学的検査の適用拡大は、ゲノム医療の発展にとっては不可欠な要素であることから、厚生労働科学研究費による難病研究班や関連学会から多くの意見が寄せられていた。2020年度の社会保険診療報酬改定へ向けて、関連学会の意見は一致した。内科系学会社会保険連合の小児関連委員会加盟の22学会のうち、特に遺伝性疾患を多く領域に含む学会（日本人類遺伝学会、日本先天代謝異常学会、日本小児遺伝学会）が中心となり、意見集約を試みることとなった。最終的には、さらに遺伝医学3学会の日本遺伝子診療学会、日本遺伝カウンセリング学会も、調整に参加することとなった。各学会に保険未収載の

遺伝性疾患について、その遺伝学的検査の妥当性・有用性や、予想される検査需要（発生頻度）、診断基準のなかでの遺伝学的検査の位置づけなどを整理提出してもらうこととなった。最終的に、129疾患（群）を絞り込むこととなった。2020 年度診療報酬改定では、このうち、64 疾患および多発性内分泌腫瘍症 1 型が新たに追加されることとなった（表 1）[2]。今回、検査の適用要件として、臨床症状や他の検査等では当該疾患の診断がつかないこと及びその医学的な必要性について診療報酬明細書の摘要欄に記載することが求められる。

この改定で明らかになったことは、遺伝学的検

表 1　保険収載遺伝学的検査の概要

	別に厚生労働大臣が定める施設基準に適合しているものとして地方厚生（支）局長に届け出た保険医療機関において検査が行われる場合に算定できるもの	臨床症状や他の検査等では診断がつかない場合に、別に厚生労働大臣が定める施設基準に適合しているものとして地方厚生（支）局長に届け出た保険医療機関において検査が行われる場合に算定できるもの
1 処理が容易なもの	ライソゾーム病（ムコ多糖症 I 型、ムコ多糖症 II 型、ゴーシェ病、ファブリ病及びポンペ病を含む。）及び脆弱 X 症候群	**TNF 受容体関連周期性症候群、中條－西村症候群、家族性地中海熱**
2 処理が複雑なもの	プリオン病、クリオピリン関連周期熱症候群、神経フェリチン症、先天性大脳白質形成不全症（中枢神経白質形成異常症を含む。）、環状 20 番染色体症候群、PCDH 19 関連症候群、低ホスファターゼ症、ウィリアムズ症候群、アペール症候群、ロスムンド・トムソン症候群、プラダー・ウィリ症候群、1p36 欠失症候群、4p 欠失症候群、5p 欠失症候群、第 14 番染色体父親性ダイソミー症候群、アンジェルマン症候群、スミス・マギニス症候群、22q11.2 欠失症候群、エマヌエル症候群、脆弱 X 症候群関連疾患、ウォルフラム症候群、高 IgD 症候群、化膿性無菌性関節炎・壊疽性膿皮症・アクネ症候群、先天異常症候群、**副腎皮質刺激ホルモン不応症、DYT1 ジストニア、DYT6 ジストニア /PTD、DYT8 ジストニア /PNKD1、DYT11 ジストニア /MDS、DYT12/RDP/AHC/CAPOS、パントテン酸キナーゼ関連神経変性症 /NBIA1**	**ソトス症候群、CPT2 欠損症、CACT 欠損症、OCTN-2 異常症、シトリン欠損症、非ケトーシス型高グリシン血症、β - ケトチオラーゼ欠損症、メチルグルタコン酸血症、グルタル酸血症 2 型、先天性副腎低形成症、ATR-X 症候群、ハッチンソン・ギルフォード症候群、軟骨無形成症、ウンフェルリヒト・ルンドボルグ病、ラフォラ病、セピアプテリン還元酵素欠損症、芳香族 L - アミノ酸脱炭酸酵素欠損症、オスラー病、CFC 症候群、コステロ症候群、チャージ症候群、リジン尿性蛋白不耐症、副腎白質ジストロフィー、ブラウ症候群、瀬川病、鰓耳腎症候群、ヤング・シンプソン症候群、先天性腎尿崩症、ビタミン D 依存性くる病 / 骨軟化症、ネイルパテラ症候群（爪膝蓋症候群）/LMX1B 関連疾患、グルコーストランスポーター 1 欠損症、甲状腺ホルモン不応症、ウィーバー症候群、コフィン・ローリー症候群、モワット・ウィルソン症候群、肝型糖原病（糖原病 I 型、III 型、VI 型、IXa 型、IXb 型、IXc 型、IV 型）、筋型糖原病（糖原病 III 型、IV 型、IXd 型）、先天性プロテイン C 欠乏症、先天性プロテイン S 欠乏症、先天性アンチトロンビン欠乏症**
3 処理が極めて複雑なもの	神経有棘赤血球症、先天性筋無力症候群、原発性免疫不全症候群、ペリー症候群、クルーゾン症候群、ファイファー症候群、アントレー・ビクスラー症候群、タンジール病、先天性赤血球形成異常性貧血、若年発症型両側性感音難聴、尿素サイクル異常症、マルファン症候群、血管型エーラスダンロス症候群（血管型）、遺伝性自己炎症疾患及びエプスタイン症候群	**ドラベ症候群、コフィン・シリス症候群、歌舞伎症候群、肺胞蛋白症（自己免疫性又は先天性）、ヌーナン症候群、骨形成不全症、脊髄小脳変性症（多系統萎縮症を除く）、古典型エーラス・ダンロス症候群、非典型溶血性尿毒症症候群、アルポート症候群、ファンコニ貧血、遺伝性鉄芽球性貧血、アラジール症候群、ルビンシュタイン・テイビ症候群**

＊令和 2 年度診療報酬改定で新たに加わった疾患を**下線太字**で表示（資料 [2] を参考）

査が保険適用となるための条件として、指定難病としての診断基準に遺伝学的検査の位置づけが明確にされていることが不可欠であることが分かった。逆に、今回保険適用とならなかった遺伝性疾患では、診断基準（小児慢性特定疾病では診断の手引きとされている）そのものの見直しや、診断における遺伝学的検査の位置づけを明確にする必要があることも分かった。次回、改正への新たな課題でもある。

V．遺伝学的検査の実施に際して

　以上は遺伝学的検査の日本の医療のなかでの歴史と位置づけであるが、実際の医療として実施する場合の医療サイドの準備についてもまとめたい。検査を実施する際のガイドラインについては最初に述べた。実際の遺伝学的検査での留意事項ともいえる。第 1 は臨床診断が適切になされていること、第 2 は検査の限界を十分把握しておくこと、第 3 は得られた結果と実際の臨床症状に矛盾がないか判断できることである。第 1 の点は当然ではあるが、遺伝性疾患ではこの臨床診断が極めて難しく、経験ある専門家の意見が極めて有力な手掛かりになることが少なくない。臨床診断が明確でない場合には、検査ばかりが増えて、一向に診断確定に至らないという事態にもなってしまう。これは医療の無駄につながり、患者との信頼関係にも影響する。例として先天異常症候群の一つであるアンジェルマン症候群が挙げられる。アンジェルマン症候群は、失調歩行、重度の知的障害、てんかん、特徴的な行動特性を呈する。発症メカニズムは複雑で、患者の約 7 割が染色体 15q11.2 の微細欠失によるため FISH 法で診断を行う。しかし、3 割は診断が確定せず、FISH 法で欠失がない場合には、メチレーション PCR 法による 15 番染色体の親由来の確認が必要になる。2 本の相同染色体のアンジェルマン症候群責任領域のうち両アレルとも父由来パターンである

ことを証明する。この発症メカニズムはアンジェルマン症候群の約 10% を占める。それでも異常が検出されない場合には責任領域に存在する *UBE3A* 遺伝子の母方アレルの遺伝子異常が疑われるため、*UBE3A* 遺伝子のシークエンス解析が必要になる。*UBE3A* 遺伝子の異常はアンジェルマン症候群患者の約 10% を占める。この 3 つの検査を同時に済ませる方法は現時点ではない。検査を進めてゆく上で、臨床診断が明確であることは重要で、臨床診断に不慣れな場合には、最初の FISH 法で異常がないとそれ以上検査を進めることに躊躇してしまう。適切な臨床診断と疾患ごとの遺伝学的検査のアルゴリズムの理解は適切に遺伝学的診断を行う上では極めて重要である。

　留意すべき内容の 2 番目に当たる遺伝学的検査の限界は、臨床検査全体に伴う問題でもある。遺伝学的検査は万能ではなく、検査で異常を検出できない例外症例が必ず潜在している。遺伝子の暗号を解読していない部分に原因となる変異があれば、当然診断に至ることは不可能である。予想される遺伝子異常が検出されない場合には、見えていない部分を再度検証する洞察力や別の検査方法の考案実施が求められる。

　第 3 の得られた結果と臨床症状の整合性を検討することも、やはり高い専門性を求められる内容である。第 1 の場合と同じく専門的経験がなければこのステップは難しくなる。

VI．今後の課題
－ 遺伝学的検査の拡大と次世代シークエンスの導入

　上述の通り、令和 2 年度の診療報酬改定であらたに 65 疾患が保険適用とされた。遺伝医療の充実には大きな前進といえる。今後、保険収載となる遺伝学的検査はさらに拡大が期待される。疾患ごとの遺伝的異質性やアレルの異質性を考慮すると、次世代シークエンスの希少難病遺伝学的診断への導入は避けがたい。検出精度、網羅性、コスト、

労力、あらゆる面で優れていることは示されている。しかし、網羅的であるからこそ、十分注意が必要である。次世代シークエンスの遺伝学的検査として実施する際の留意事項も公表されつつある[3]。希少難病の医療を進めるうえでそれは不可避の問題である。遺伝学的診断は、保険収載の有無に関わらず高い専門性が求められる医療である。つまり、対象疾患が増えれば増えるほど、より多くの専門家が意見を出し合いながら進める医療の体制が必要となる。腫瘍関連の専門家ミーティングは、「ボード」と呼ばれるが、ゲノム医療では「パネル」と呼ばれる。いずれにしても、遺伝学的検査の拡大に合わせて、検査・診断を行うためのあるべき体制を各医療機関でも整備してゆくことが重要である。

◆参考文献

1) 日本医学会. 医療における遺伝学的検査・診断に関するガイドライン. 2011 年. <http://jams.med.or.jp/guideline/genetics-diagnosis.pdf>
2) 厚生労働省保険局医療課 編. 令和 2 年度診療報酬改定の概要(技術的事項). <https://www.mhlw.go.jp/content/12400000/000616844.pdf>
3) 日本医療研究開発機構. ゲノム医療における情報伝達プロセスに関する提言 その 2：次世代シークエンサーを用いた生殖細胞系列網羅的遺伝学的検査における具体的方針【改定版】20191212. <https://www.amed.go.jp/content/000056786.pdf>

Ⅰ. 希少疾患のゲノム医療の社会実装

4. 指定難病制度の問題点
−難病法施行5年目の見直しを見据えて−

千葉　勉＊

要旨

　「難病患者に対する医療等に関する法律」、いわゆる「難病法」は平成27年1月に施行されたが、本法は5年目（2020年）に見直しを行うことになっている。このため厚労省難病対策委員会では現在、指定難病制度の問題点の拾い上げ・制度の見直し作業を行っている。今回の見直しの骨子のひとつとして「公平性の担保」が挙げられる。具体的には、指定難病患者間の医療費助成の公平性、指定難病に指定する際の各疾患間の公平性、さらには本制度以外の厚労省の医療制度との公平性などである。また難病の疾病構造の変化に伴い、患者数が急増して希少とはいえなくなった疾病、治療法が確立してきた疾病、発症の機構が明らかとなってきた疾病等、従来の指定難病の要件を満たさなくなってきている疾病が増加しているが、これらをどのように考えるかも大きな課題である。その他、小児慢性特定疾病患者の予後が向上してきたために、今後「指定難病への移行症例」の取り扱いが重要な課題になる。さらに指定難病の責任遺伝子が次々と明らかになってきたが、これらの遺伝子検査を診断基準に組み入れるための、仕組みづくりが必要である。

KEY WORDS　指定難病、重症度分類、均霑化

はじめに

　わが国の「難病制度」の歴史は長いが、「難病の患者に対する医療等に関する法律」（いわゆる難病法）が施行されたのは平成27年1月のことである。その後、指定難病の指定を始めとして、様々な制度や機構づくりが行われてきたが、その間かなり短期間に多数の作業がなされてきたため、この5年の間に様々な問題点が指摘されてきている。本法は施行5年目（2020年）に見直しを行うことになっており、丁度そうした問題点を改善すべき時期となっている。このため厚労省難病対策委員会では、現在、指定難病制度の問題点の拾い上げ、さらにワーキングによる制度の見直し、の作業を行っている。

　そうした中で、その見直しの骨子のひとつとし

Problems on the system of designated intractable diseases -Reconsideration of the low after 5 years enforcement-
Tsutomu Chiba, MD, PhD.
＊ The Chairperson　Committee of Japan Intractable Disease
　President　Kansai Electric Power Hospital
　Professor Emeritus, Kyoto University
　厚労省難病対策委員会委員長
　関西電力病院院長（〒553-0003 大阪府大阪市福島区福島 2-1-7）
　京都大学名誉教授

て、「公平性の担保」が挙げられる。具体的には、指定難病患者間の医療費助成の公平性、ある疾病を指定難病に指定する際の各疾患間の公平性、さらには本制度以外の厚労省の助成制度との公平性などが挙げられる。一方、近年の難病の疾病構造の変化に伴って、患者数が急増して希少とはいえなくなった疾病、治療法が確立してきている疾病、発症の機構が明らかとなってきた疾病等、従来の指定難病の要件を満たさなくなった疾病が増加しつつあるが、これらを今後どう考えるかは大きな課題である。さらに、小児慢性特定疾病患者の予後が向上してきているために、小児から「指定難病制度」に移行していく患者が増加すると予想されているが、今後こうした「移行期症例」についての取り扱いが重要な課題となる。その他、指定難病の診断基準として、遺伝子検査、抗体検査などが必須の疾病があるが、そうした検査の保険収載、さらには精度管理、コストの適正化などを解決する必要がある。本稿では、これら「指定難病制度」が抱える問題点を、5年後見直しを見据えて解説する。

I. 指定難病制度の公平性の担保

A. 指定難病を指定する際の公平性

　指定難病は現在333疾患となっているが、難病（intractable disease）と希少疾患（rare disease）をあわせると数千にも及ぶといわれている。このため、こうした多くの疾病の中から指定難病を「公平な観点」に基づいて選ぶ必要がある。現在指定難病を指定する際には、**図1**の要件が基本となっているが、このうち、「発症の機構が明らかでない」という要件に該当しない疾患群として、感染症、薬剤性などがあり、除外されている。ただ現在でも、成人T細胞性白血病は指定難病に含まれていないが、HAMは指定難病となっている。また麻疹も感染症として除外されているが、亜急性全脳炎は指定難病となっているなど、いくつかの問題点も指摘されている。さらに、「治療法が確立されていない」点については、潰瘍性大腸炎など、治療法が格段に進歩して来ている疾患が少なからず存在する。また「希少な疾病」については、おお

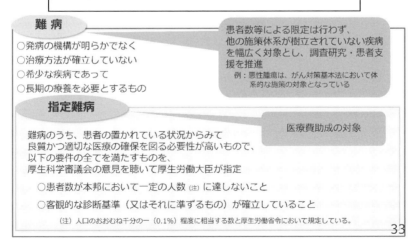

図1　指定難病の定義（指定難病の要件）
厚生労働省資料

よそ人口の 0.1% 以下という基準があるが、潰瘍性大腸炎やパーキンソン病などはそれを明らかに超えて増加してきている、という問題点がある。加えて、他の厚労省の施策に含まれる疾病は除外する、という観点から「がん」は除外されることになっており、現在ポリポーシスなどの前がん病変も原則的に除外されている。しかしながら、家族性大腸腺腫症（FAP）や McCune Albright 症候群などのように、「腫瘍」以外の病態が存在する疾病をどうするのか、といった問題点が存在する。これら、「発症の機構が明らかでない」「治療法が確立されていない」「希少な疾病」と言った点に合致しなくなった疾患についての、いわゆる「卒業問題」は今後の重要な課題である。

B．各難病間の重症度分類の公平性

現在、指定難病の医療費助成対象者を決定するために、各疾病において重症度分類が策定されており、一定の重症度以上の患者にのみ医療費助成が適応されることになっている。この重症度分類は、循環器疾患や呼吸器疾患、腎泌尿器疾患というように、各疾患群ごとに共通の重症度分類が用いられている例もあるが、一方では、各疾患ごとに独自の重症度分類も用いられている。このために各疾患、各疾患群間で、重症度の基準に差があるという問題点がある。このため、各疾患、各疾患群の間でできるだけ不公平のない重症度基準を設ける必要がある。たとえば、循環器疾患ではNYHA の分類で中等症以上が重症となっているが（**図 2a**）、呼吸器疾患では安静時動脈血酸素分圧の 60 Torr 未満が重症となっている（**図 2b**）。また腎疾患では CKD 分類を基準として用いている（**図 2c**）。さらに眼科疾患では、「良好な眼の矯正視力が 0.3 未満」、一方耳鼻科疾患では「良い耳の聴力が 70dBHL 以上」が重症度基準になっているが、今後これら異なる疾患群に対する重症度の基準をできるだけ均霑化する作業が必要である。ま

＜重症度分類＞
拘束型心筋症 重症度分類

重症度分類	活動度制限[1]	不整脈	心不全や不整脈治療のための入院歴（過去1年間）	BNP (pg/mL) NTProBNP (pg/mL)[1]	判定基準
軽症	なし (NYHA I)	なし または散発する心室または心房期外収縮	なし	<100 <400	中等症の基準をみたさない
中等症	軽度 (NYHA II)	非持続性心室頻拍[2]または心房細動など上室性頻脈性不整脈	1回	100-499 400-1999	NYHA II度であり、かつ不整脈・入院歴・BNPの項目のいずれかをみたす
重症	中等度～重度 (NYHA III～IV)	持続性心室頻拍または心室細動	2回以上	≥500 ≥2000	4項目のいずれかをみたす
最重症	重度 (NYHA IV)		2回以上または持続静注、補助人工心臓、心臓移植適応のいずれか		2項目のすべてをみたす

注釈
1）活動度制限とBNP値の判定は患者の状態が安定しているときに行う
2）非持続性心室頻拍：3連発以上で持続が 30 秒未満のもの

Kyoto University

図 2a　循環器疾患の重症度基準（NYHA 分類）
点線より症状が重い場合を助成の対象としている。

重症度分類判定表

新重症度分類	安静時動脈血酸素分圧	6分間歩行時 SpO₂
I	80Torr 以上	
II	70Torr 以上 80Torr 未満	90 ％未満の場合はIIIにする
III	60Torr 以上 70Torr 未満	90 ％未満の場合はIVにする （危険な場合は測定不要）
IV	60Torr 未満	測定不要

図 2b　呼吸器疾患の重症度基準

臨床所見のスコア化による重症度分類（維持治療用）
CKD 重症度分類ヒートマップで赤の部分を対象とする。

		蛋白尿区分		A1	A2	A3
		尿蛋白定量 （g/日） 尿蛋白/Cr 比 （g/gCr）		正常	軽度蛋白尿	高度蛋白尿
				0.15 未満	0.15～0.49	0.50 以上
GFR 区分 （mL/分 /1.73 ㎡）	G1	正常又は高値	≧90	緑	黄	オレンジ
	G2	正常又は軽度低下	60～89	緑	黄	オレンジ
	G3a	軽度～中等度低下	45～59	黄	オレンジ	赤
	G3b	中等度～高度低下	30～44	オレンジ	赤	赤
	G4	高度低下	15～29	赤	赤	赤
	G5	末期腎不全 （ESKD）	<15	赤	赤	赤

※維持治療時とは、初期治療あるいは再発時治療を行い、おおむね 0.5 年経過した時点とする。

図 2c　腎疾患の重症度基準

それぞれ、点線より症状が重い場合を助成の対象としている。

た、これら重症度分類については、1. 各疾患群ごとの共通の重症度分類、2. 各疾患ごとの重症度分類、さらに 3. すべての指定難病に共通の重症度分類（mRS、EQ-5D など）などを用いるという意見が出されているが、現時点では、1. と 2. の組み合わせが適切ではないか、という意見が多い。

C．厚労省の他の施策・制度との公平性

本指定難病制度は、難病研究の推進と医療費助成とが表裏一体をなしている施策である。しかし医療費助成という観点からみると、他の疾患の施策（がん、身体障害者、小児慢性特定疾患など）との公平性も大きな問題である。たとえば現在「がん対策基本法」では患者の医療費助成制度はない、などの問題点も指摘されている。

II．小児慢性特定疾患制度との関係

成人の難病対策と小児の難病対策は、これまで別々の制度で行われてきた。これは、成人の難病制度が、もともと薬害対策として患者の医療費も含めた救済を目的として始まったのに対して、小

児の難病制度「小児特定慢性疾病制度」は、小児の健全な発達を援助することを目的としてきたことが影響している。そうした中、おりしも平成26年度に「難病法」と「児童福祉法改正法」が成立した。その結果、この5年間で、医療費助成対象となる指定難病は56疾病から333疾病に、また小児慢性特定疾病（小慢）は516疾病から762疾病へと拡大された。この流れの中で重要な点は、近年、小慢の患者の予後が飛躍的に改善してきたために、多くの小慢患者が成人を迎えるようになってきたことから、いわゆる「移行期医療」の問題点が浮上してきたことである。このためこの5年間の間に、小慢の疾病の多くが、成人の指定難病として指定されてくるようになった。この点について厚労省では、こうした「移行期医療」を円滑に推進するために、成人の難病対策委員会と小児特定慢性疾病委員会を合同で開催するようにし、「小慢」患者を成人の「指定難病」患者にシームレスに移行させる方策を様々な観点から検討しつつある。しかしながら、先にも述べたように、「児童福祉法」と「難病法」では、当初の目的が異なるということもあって（児童福祉法が小児の健全な発達の援助と医療費助成、に対して難病法は、医療費助成と難病の研究推進）、様々な問題点が生じてきている。まず、小慢のすべての疾病が成人の指定難病に該当するかどうか、という問題がある。例えば、小慢には白血病などの腫瘍性疾患が含まれているが、指定難病では腫瘍性疾患は除外されている。また、現在I型糖尿病は小慢に含まれているが、指定難病とはなっていない。これは糖尿病そのものが、「治療法がない」、「希少な疾患である」という難病の基準に合致していないことに加えて、成人ではI型とII型を正確に鑑別することが困難な例が少なくないこと、また指定難病制度では、ある疾患の一部を切り分けて、それを「指定難病」とすることを認めていないこと、さらに、たとえI型糖尿病であっても、成人においては「治療法が確立していない」と言う指定難病の要件を必ずしも満たすわけではない、などの論点があるからである。これに類似した疾病は他にもいくつか見受けられるが（小児の自己免疫性疾患や膠原病など）、指定難病制度では、どうしても他疾患との公平性、均霑性の観点が重要であることが、小慢側からみれば大きなハードルとなっている。

その他「移行期医療」については、成人になった小慢患者を、誰が診るのか（小児科医か内科医など）、など多くの問題を抱えており、今後の課題である。

III．指定難病の診断に必要な検査の保険収載

「難病法」が平成27年1月に施行された際、当初指定難病としてまず110疾患が指定されたが、当時それらの難病の中で原因遺伝子が明らかな疾患は限られていた。しかしながらこの5年の間に数多くの疾患の遺伝子が明らかとなってきた。また診断マーカーとなる自己抗体も次々と明らかにされてきた。一方で、指定難病の診断基準として、これらの変異遺伝子、自己抗体の存在を診断基準の要件とする疾患が増加してきた。しかしながら、これら診断基準に盛り込まれた疾患遺伝子の中で、保険収載されている遺伝子は限られていた。このため「難病法」の制定以降、厚労省、アカデミア、検査施設などが協力して、指定難病の遺伝子検査の保険適用の拡大に取り組んできた。その結果、2019年7月の段階で遺伝子検査が保険適用となっている疾患は76疾患となっている。しかしながらそれでも、診断に必要な遺伝子検査で保険収載されていないものがかなりの数残されている。さらに保険収載されていたとしても、実際に国内で行われていない遺伝子検査もある。また実際の検査にかかるコストが保険点数ではカバーできない遺伝子検査も数多く存在する。その上検査の精度管理や、検査を行うに当たっての同意などの倫理問題など、解決すべき点は多い。なお従来、

これらの難病における遺伝子検査は、その多くは、各疾患の政策研究班で行われてきた。こうした遺伝子検査は、これまで「研究」と「患者へのサービス」という両方の目的のために、各研究班が厚労省からの研究費を使用して行ってきたものである。しかし近年、このような研究を目的とした遺伝子検査の意義が薄れつつあることに加えて、政策研究班への研究費の配分がかなり下がってきていることから、各政策研究班では、遺伝子検査のサービスを停止するようになってきている。こうしたことからも、今後、指定難病における遺伝子検査、自己抗体検査について、「実際のコストに見合う保険点数の設置」、「必要な検査がすべて国内で可能になるシステムの構築」などが強く望まれる。

現在指定難病では、「遺伝子変異の存在」を診断の基準としている疾患は多く存在するが、一方でほとんどの疾患において、「遺伝子変異の存在」を必ずしも必須要件にはしていない。これは上述のように、遺伝子検査のコストの問題、またわが国でできない遺伝子検査が存在することなどを勘案してのことである。さらに、遺伝子異常が複数存在する疾病も少なからず存在する（ある疾患の50% は A 遺伝子の異常、30% は B 遺伝子の異常、さらに残りの20% は未だに変異遺伝子が同定されていない、というような例）。このため、当面の間、遺伝子変異の存在を、必須の要件とすることは困難と考えられる。

II. 教育講演

II. 教育講演

1. 米国のがんゲノム医療の現状

池田　貞勝 *

　がん遺伝子パネル検査が2019年6月に日本で保険承認された。米国では日本に先駆けて保険収載され、がんゲノム医療に用いられている。遺伝子変異が見つかった後の薬剤へのアクセスは両国での課題ではあるが、米国では適応外使用が医師の裁量で行うことができ、日本よりも適応外使用が行い易い制度となっている。現在は単剤での治療が主流ではあるが、今後は複数薬剤を組み合わせたコンビネーションセラピーが主流になる可能性がある。

Sadakatsu Ikeda
* 東京医科歯科大学医学部附属病院 腫瘍センター（〒113-8519 東京都文京区湯島 1-5-45）

III. がん遺伝子パネル検査を活用したゲノム医療の推進課題

III. がん遺伝子パネル検査を活用したゲノム医療の推進課題

1. エキスパートパネルの運営課題

金井　雅史 *

要　旨

　国内においても 2019 年 6 月にがん遺伝子パネル検査が保険診療として実施可能となった。保険償還の為にはがん遺伝子パネル検査の結果を多職種で構成されるエキスパートパネルで医学的解釈を行うことが要件となっている。しかしそのプロセスに関してはまだ標準化されておらず、同じがん遺伝子パネル検査結果に対してエキスパートパネル間で異なる治療薬が推奨されるということも起こりうる。さらに今後がん遺伝子パネル検査件数の増加が予想されるが、エキスパートパネルに割くことができる労力と時間は有限であることから、エキスパートパネル待ちの問題が顕在化することも考えられる。本稿では現状でのエキスパートパネルの運営課題について、当院での経験も踏まえて論じたい。

KEY WORDS　がん遺伝子パネル検査、エキスパートパネル

I. エキスパートパネルとは

　2019 年 6 月に、2 つのがん遺伝子パネル検査（OncoGuide™ NCC オンコパネル、Foundation-One® CDx）が保険適用となった。がん遺伝子パネル検査の結果に基づいて治療を提供するためには、パネル検査の結果を医学的解釈が可能な多職種で構成されるエキスパートパネルで検討することが必要であり、本邦では保険償還の要件となっている。がん遺伝子パネル検査には 56,000 点の保険点数がついているが、このうち 48,000 点はエキスパートパネルで議論された内容を担当医が患者に直接説明した後でしか請求できない。エキスパートパネルの開催はがんゲノム中核拠点病院（全国 11 施設）、またはがんゲノム拠点病院（同 34 施設）のみに認められており、がんゲノム連携病院（同 122 施設）はがんゲノム中核拠点病院、がんゲノム拠点病院で開催されるエキスパートパネルに参加しなければならない。

　またエキスパートパネルには
　・がん薬物療法の専門家
　・遺伝医療の専門家
　・遺伝カウンセリングの専門家
　・病理医
　・がんゲノム医療の専門家
　・検査を行った患者の担当医
の参加が求められている。

Current issues of expert panel
Masashi Kanai
* Department of Medical Oncology, Kyoto University Hospital
　京都大学医学部附属病院 腫瘍内科（〒 606-8507 京都市左京区聖護院川原町 54）

II．エキスパートパネルにおける検討事項

エキスパートパネルでは

1. 検体およびデータの品質
2. 各遺伝子異常に対する生物学的意義付け
3. 遺伝子変異に対する治療薬とエビデンスレベル
4. 患者年齢やがん種などを考慮した上での具体的な候補治療薬
5. 診断や予後に関するエビデンスレベルの解釈
6. 生殖細胞系列遺伝子異常（疑い含む）の意義付け及び対応

などについて検討を行うことが想定されている。がんゲノム情報管理センター（C-CAT）への情報提供について同意が得られた患者に対しては**図 1** のような C-CAT レポートが返却される。治療に結び付く可能性のある遺伝子変異は actionable mutation とも呼ばれるが、それぞれについてアルファベットでエビデンスレベルが付与されている。現在、日本臨床腫瘍学会・日本癌治療学会・日本癌学会の 3 学会合同で策定された「次世代シークエンサー等を用いた遺伝子パネル検査に基づくがん診療ガイダンス」[1] の改訂が進められているが、C-CAT レポートはこの改訂案に準じてエビデンスレベルが付与されており、**表 1** に示す。

参考までに当院のエキスパートパネルで 2019 年 1 月から 10 月までの間に検討を行った 226 症例中、76 症例（34%）にエキスパートパネルとしてゲノム結果に基づく治療推奨を行ったが、エビデンスレベル A、B の actionable mutation は限られており、大半はエビデンスレベル C に属するものであった（**図 2**）。

III．推奨治療の決定に難渋するケース

実際のエキスパートパネルでは候補治療の決定に難渋するケースも少なからず存在するので模擬症例を用いて紹介する。**図 3** は模擬症例の臨床経過、**図 4** はがん遺伝子パネル検査の結果をまとめたものである。

この模擬症例では 4 つの actionable mutation が検出されている。PIK3CA 変異を有する乳癌患者に対する alpelisib＋fluvestrant の有用性は第 III 相ランダム化試験で証明されており[2]、すでに海外では FDA の承認も得られていることからエビデンスレベル A に相当すると判断される。しかし alpelisib は国内未承認であることから参加可能な治験がない限り薬剤に到達することは困難である。残りの ERBB2 の活性化変異、ATM の不活化変異はいずれもエビデンスレベルは C に分類されるため[3][4]、エビデンスレベルのみで単純に優劣はつけられず、エビデンスレベルの根拠となっている論文内容から判断せざるを得ない。さ

塩基置換、挿入、欠失（DNA）

No.	マーカー	エビデンスタイプ	臨床的意義	エビデンスレベル	薬剤	薬剤への到達性	米国エビデンスレベル
1	ATM E2444K 0.39 (165/421)	Predictive	Sensitivi-ty/Response	E	olaparib	国内適応外薬	Tier 2C Likely Pathogen-ic 海外臨床試験中 (10件)
		Oncogenic	Likely Patho-genic	F			
2	TP53 c.994-1G>A 0.80 (376/469)	Predictive	Sensitivi-ty/Response	E	doxorubicin hy-drochloride	国内承認薬 FDA承認薬	Tier 2C Pathogenic 海外臨床試験中 (1件)
		Oncogenic	Likely Onco-genic	F			
3	ABL1 F317L 0.26 (548/2141)						Tier 3 Uncertain Signif-icance

図 1　C-CAT 調査レポートサンプル

表 1　Actionable mutation のエビデンス分類と対応例

エビデンス分類	基準詳細	エビデンスレベルに基づく対応例
A	当該がん種において、当該バイオマーカーを適応とした国内承認薬が存在する	国内承認薬がある場合はコンパニオン診断薬の結果も踏まえて治療薬の使用を考慮する。それ以外では、治験・先進医療・薬価基準収載医薬品の適応外使用等の評価療養や患者申出療養等の保険外併用療養費制度の利用を積極的に考慮する。
A	当該がん種において、当該バイオマーカーを適応とした FDA 承認薬が存在する	
A	当該がん種において、当該バイオマーカーを適応とした薬剤の使用に関して、ガイドライン記載がされている	
B	当該がん種において、当該バイオマーカーを適応とした薬剤の使用に関して、統計的信憑性の高い臨床試験・メタ解析によって支持され、専門家間のコンセンサスがある	科学的根拠があり、治験・先進医療・薬価基準収載医薬品の適応外使用等の評価療養や患者申出療養等の保険外併用療養費制度の利用を考慮する。
C	他がん種において、当該バイオマーカーを適応とした国内承認薬または FDA 承認薬が存在する	科学的根拠があり、治験・先進医療・薬価基準収載医薬品の適応外使用等の評価療養や患者申出療養等の保険外併用療養費制度の利用を考慮する。
C	他がん種において、当該バイオマーカーを適応とした薬剤の使用に関して、統計的信憑性の高い臨床試験・メタ解析によって支持され、専門家間のコンセンサスがある	
C	がん種に関わらず、当該バイオマーカーを適応とした薬剤の使用に関して、規模の小さい臨床試験で有用性が示されている	
D	がん種に関わらず、当該バイオマーカーを適応とした薬剤の使用に関して、症例報告で有用性が示されている	科学的根拠は十分ではないが、治験・先進医療・薬価基準収載医薬品の適応外使用等の評価療養や患者申出療養等の保険外併用療養費制度の利用等を、エキスパートパネルのコンセンサスの基で考慮する。
E	がん種に関わらず、当該バイオマーカーを適応とした薬剤の使用に関して、前臨床試験(in vitro や in vivo)で有用性が示されている	一定の科学的根拠があるが、ヒトへの投与がないことから、当該薬剤の使用は積極的には推奨されないが、治験の対象マーカーとなっている場合はエキスパートパネルのコンセンサスの基に、治験への登録を考慮する。近い将来エビデンスレベルが上がることが見込まれるため、がんゲノム情報管理センターへの情報登録を行う。
F	当該バイオマーカーががん化に関与することが知られている	現時点で治療選択に関する科学的根拠はないが、治験の対象マーカーとなっている場合はエキスパートパネルのコンセンサスの基に、治験への登録を考慮する. 情報の蓄積、活用を通じて、エビデンスレベルの向上を促進し、治療選択を拡充させるため、がんゲノム情報管理センターへの情報登録を行う。
R	当該バイオマーカーが薬剤耐性に関与することが知られている	エキスパートパネルのコンセンサスの基に、治療選択を決定する。

N = 226

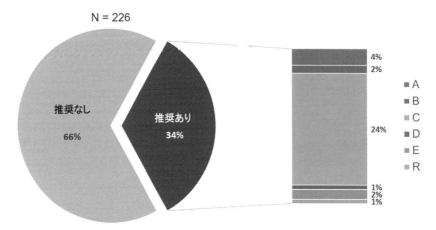

図2　当院のエキスパートパネルで推奨治療が提案された症例の割合と
その根拠となった遺伝子変異のエビデンスレベル

➢ 年齢　60歳台　女性

➢ 臨床診断：左乳癌肝転移

➢ 病理組織診断 ductal invasive carcinoma (ER100%, PgR 5%, HER2 1+, Ki67 38%)

➢ 家族歴：叔父　肺がん（60歳台）　既往歴：特記事項無し

➢ 現病歴：

X年11月　左乳房切除術＋術後補助療法（TC 4コース、その後LET）

X+4年5月　肝転移再発　PTX+Bev 7コース

X+4年11月　Bev単剤でPD

X+5年1月　FEC 6コースでPR 以後TAM

X+5年10月　肝転移増大　Eribulin

X+6年6月　腫瘍マーカー上昇

X+6年11月　Xeloda.

X+7年3月　がん遺伝子パネル検査

図3　模擬症例の臨床経過

遺伝子	アミノ酸変化	候補薬剤	エビデンス分類
PIK3CA	H1047R	Alpelisib+ fluvestrant	A
ERBB2	V777L	Lapatinib Herceptin Pertuzumab Afatinib Dacomitinib	C
ERBB2	D769H		
ATM	Splice site SNV	Olaparib 白金製剤	C

図4　がん遺伝子パネル検査の結果

らに actionable mutation となる遺伝子を絞り込んだとしても、各遺伝子に複数の候補薬剤がリストアップされており、これらの中でどの薬剤を選べばよいのかという問題もある。このように、特にエビデンスレベル C の actionable mutation が複数見つかった場合、エキスパートパネル間で推奨薬剤が異なるということが生じうる。

IV. エキスパートパネルのキャパシティーに関する課題

先にも述べたようにエキスパートパネルはがんゲノム中核拠点病院またはがんゲノム拠点病院でのみ開催が認められている。がんゲノム中核拠点病院と拠点病院は全国で 45 施設存在する。国が想定している年間のがん遺伝子パネル検査数は 13,000 件であり、単純計算すると中核・拠点病院一施設あたり年間 300 症例、週に 1 回エキスパートパネルを開催するとすると 1 回あたり 6 症例の検討をすることになり、十分実行可能と推測される。しかしまだ症例の均てん化は進んでおらず中核病院に偏重しており、一部の施設ではエキスパートパネルのキャパシティーオーバーの問題が切迫している。当院のエキスパートパネルにも 16 の連携病院が参加しているが、仮に各施設の症例が週に 1 例としても 1 回に 16 症例の検討を行わねばならなくなり、現在の予約枠（1 回 10 症例）では対応しきれない。エキスパートパネルの待ち時間が発生すると、患者への結果返却が遅れ、せっかく候補治療が見つかったとしても全身状態の悪化により治療を受ける機会を逸するといったことも起こりうる。今後の検査数増加に対処するには、対象症例を actionable mutaion が見つかった症例のみに絞り込むことや、連携病院におけるエキスパートパネルの自立化推進などの抜本的対策が必要と考える。

◆参考文献

1) 日本臨床腫瘍学会・日本癌治療学会・日本癌学会合同 . 次世代シークエンサー等を用いた遺伝子パネル検査に基づくがん診療ガイダンス . <https://www.jsmo.or.jp/about/doc/20171011_01.pdf>

2) André F, Ciruelos E, Rubovszky G, et al. Alpelisib for PIK3CA-mutated, hormone receptor-positive advanced breast cancer. N Engl J Med 2019; 380 (20): 1929-40.

3) Hyman DM, Piha-Paul SA, Won H, et al. HER kinase inhibition in patients with HER2- and HER3-mutant cancers. Nature 2018 Feb 8; 554 (7691): 189-94.

4) Pennington KP, Walsh T, Harrell MI et al. Germline and somatic mutations in homologous recombination genes predict platinum response and survival in ovarian, fallopian tube, and peritoneal carcinomas. Clin Cancer Res 2014; 20 (3): 764-75. doi: 10.1158/1078-0432. CCR-13-2287. Epub 2013 Nov 15.

III. がん遺伝子パネル検査を活用したゲノム医療の推進課題

2. 薬剤へのアクセス課題

石丸　紗恵 *¹　下井　辰徳 *²,³　藤原　康弘 *²

要　旨

2019年6月、わが国において2種類のがん遺伝子パネル検査が保険適用となった。がん遺伝子パネル検査結果に基づき、遺伝子異常に合った抗がん剤投与を受けることの出来た患者は国内、海外データともに10％前後であり、がん遺伝子パネル検査結果が患者にとって期待した通りの成果をもたらす可能性は当初からの予想通り、高くはない。このような現状の中、見つかった遺伝子異常と抗がん剤の投与との関係において十分なエビデンスがない場合や、治験・先進医療B等の臨床試験の適格規準から外れる患者を対象に、患者申出療養の枠組みの中で、適応外薬をがんパネル遺伝子検査の結果に基づき投与する臨床研究が、国立がん研究センター中央病院が事務局となり、全国のがんゲノム医療中核拠点病院が参加する形で2019年10月1日より開始された。

KEY WORDS　ゲノム診療、がん遺伝子パネル検査、患者申出療養、分子標的治療

I. がんのゲノム診療とがん遺伝子パネル検査について

近年、がんの遺伝子異常を検査することで、特定のがんの診断や治療効果予測に役立て、がんの特徴に応じた診療方針を検討することが可能となってきている。これを、がんのゲノム診療と呼ぶ。

さらに、がんの遺伝子異常を検査して、特定の遺伝子異常を有しているがんに対して特に治療効果の高い抗がん剤を選ぶことが出来るようになってきた。こういった、特定の医薬品を選択するために薬事承認された検査のことを、コンパニオン検査と呼ぶ。

これまで、コンパニオン検査は特定少数の遺伝子のみを検査するものが中心だったが、コンパニオン検査とは異なり、1回の検査で、数十から数百の遺伝子が検査できるものが登場した。これを、がん遺伝子パネル検査（がんゲノムプロファイリング検査）と呼ぶ。2019年6月には、一度に100

The challenge to improve drug access for genomic medicine.
Sae Ishimaru, MD, PhD, Tatsunori Shimoi, MD, PhD, Yasuhiro Fujiwara, MD, PhD
*¹ Research Management Division, Clinical Research Support Office, National Cancer Center Hospital
　国立がん研究センター中央病院 臨床研究支援部門 研究企画推進部（〒 104-0045 東京都中央区築地 5-1-1）
*² Department of Breast and Medical Oncology, National Cancer Center Hospital
　国立がん研究センター中央病院 乳腺・腫瘍内科（〒 104-0045 東京都中央区築地 5-1-1）
*³ Rare Cancer Center, National Cancer Center
　国立がん研究センター希少がんセンター（〒 104-0045 東京都中央区築地 5-1-1）

種類以上のがんの遺伝子異常が検査可能な 2 種類のがん遺伝子パネル検査（OncoGuide™ NCC オンコパネルシステムと FoundationOne® CDx がんゲノムプロファイル）が保険適用となった。

II．がん遺伝子パネル検査の医療現場での使い方とは

がん遺伝子パネル検査自体は、高い精度で数百に及ぶがんの遺伝子を一括で検査できるが、複数のコンパニオン検査を同時に行うという使い方が中心ではない。例えば、抗がん剤の検討のため、最も多くの遺伝子をコンパニオン検査として実施する非小細胞肺がんであっても、必要な遺伝子は 5 種類程度の遺伝子であり、この 5 種類の遺伝子の情報を得るだけであれば、高コストのがん遺伝子パネル検査をわざわざ用いる必要はない。

現時点でのがん遺伝子パネル検査の主な使い方は、がんの遺伝子の特徴を調べることであり、治験などの臨床研究を探すために用いることが一般的である。OncoGuide™ NCC オンコパネルシス

テムの開発段階で国立がん研究センター中央病院が実施した臨床研究（TOP-GEAR project）では、187 例の固形がん患者に対してがん遺伝子パネル検査を実施し、治療につながりうる遺伝子異常（actionable な遺伝子異常）は 59 ％の患者で認められたが、実際にそういった遺伝子異常に合致した治療が実施された患者は 13 ％程度であったと報告されている[1]（図 1）。

がん遺伝子パネル検査を行った場合、その結果に基づいて適応外薬が推奨される割合は、米国の研究データによると、9 ％程度とされている[2]（図 2）。適応外薬の投与（適応外使用）は、すでに世の中に流通している医薬品であっても、適応症を離れると原則として保険診療で使用できない。そのため、もしそれを希望する場合には、治験や先進医療などの、適応外使用が許されている臨床試験に参加する必要がある。

この対応策として、抗がん剤の開発を促進することに加え、本邦の未承認薬であれば、その治験を増やすことが必要になるし、他のがん種で本邦

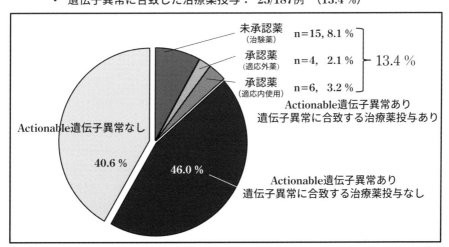

- 3学会ガイダンスで3A以上：　　　　111/187例（59.3 ％）
  （治療につながりうる遺伝子異常＝Actionableな遺伝子異常）
- 遺伝子異常に合致した治療薬投与：　25/187例　（13.4 ％）

未承認薬（治験薬）　n=15, 8.1 ％
承認薬（適応外薬）　n=4,　2.1 ％　} 13.4 ％
承認薬（適応内使用）　n=6,　3.2 ％

Actionable遺伝子異常あり
遺伝子異常に合致する治療薬投与あり

Actionable遺伝子異常なし
40.6 ％

46.0 ％

Actionable遺伝子異常あり
遺伝子異常に合致する治療薬投与なし

Sunami K et al. Cancer Sci. 2019 Apr;110(4):1480-1490.　角南先生のスライドを引用改変

図 1　NCC オンコパネル 187 例の検査結果と治療選択

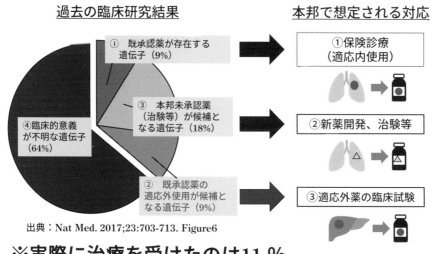

過去の臨床研究結果　　　　　　**本邦で想定される対応**

① 既承認薬が存在する
遺伝子（9%）

③ 本邦未認薬
（治験等）が候補と
なる遺伝子（18%）

④ 臨床的意義
が不明な遺伝子
（64%）

② 既承認薬の
適応外使用が候補と
なる遺伝子（9%）

①保険診療
（適応内使用）

②新薬開発、治験等

③適応外薬の臨床試験

出典：Nat Med. 2017;23:703-713. Figure6

※実際に治療を受けたのは11%

図2　がん遺伝子パネル検査の結果に応じた治療方針
（MSK-IMPACT；468 遺伝子のパネル、N＝10,945 例）
平成 30 年 11 月 22 日患者申出療養評価会議（参考資料 4）を改変

の承認を得ている適応外薬であれば、その適応外
使用を可能とする治験や臨床研究が必要になる。
がん遺伝子パネル検査が保険適用となり、実際に
臨床で使用されても、特にこの適応外薬の臨床研
究が少なく、治療機会が得られない状況が問題と
なることが予想され、そこに対応する患者申出療
養の申出が増えることが必然と考えられていた。

　一方で、個別の患者申出療養を計画して、実施
するまでには、過去の実績では 4 ～ 6 ヵ月程度は
準備に要することが分かっており、これは特に予
後の限られた、標準治療が終了した固形がん患者
という、がん遺伝子パネル検査を行っている対象
患者では、現実には活用することが難しい制度で
あった。

　これを受け、国立がん研究センター中央病院か
ら、バスケット・アンブレラ型の複数の分子標的
治療薬を対象とした臨床研究の提案が厚生労働省
に対してなされた。それらを背景として、「遺伝
子パネル検査による遺伝子プロファイリングに基
づく複数の分子標的治療による患者申出療養

（NCCH1901）」（通称：受け皿試験）の研究計画作
成について、2019 年 11 月 22 日の患者申出療養
評価会議において、厚生労働省健康局がん・疾病
対策課より、正式に国立がん研究センター中央
病院に対して依頼されるに至った。

III．保険外併用療養費制度、患者申出療養とは

　わが国の公的医療保険のもとでは、原則として、
保険適用の療養と、保険適用がされていない療養
とを同時に併用することは許されていない。ただ
し、例外として、厚生労働大臣から、治験や先進
医療といった評価療養、患者申出療養という保険
外併用療養制度の下で行うことが許されている。
保険適用がなされていない療養については、保険
外併用療養費制度の元であれば例外的に保険診療
と同時に併用することができる。その、保険適用
外の療養にかかる費用は、患者さんから徴収する
ことが可能となっている。

　先に述べた患者申出療養とは、困難な病気と闘
う患者の思いに応えるため、先進的な医療につい

て、患者の申出を起点とし、安全性・有効性等を確認しつつ、身近な医療機関で迅速に受けられるようにするものである[3]（図3）。患者の申出をもとに、臨床研究中核病院が臨床研究を立案し、患者の希望する療養を臨床研究として実施する制度となっている。

IV.「遺伝子パネル検査による遺伝子プロファイリングに基づく複数の分子標的治療に関する患者申出療養（NCCH1901）」の概要

前述のように、国立がん研究センター中央病院は、「遺伝子パネル検査による遺伝子プロファイリングに基づく複数の分子標的治療に関する患者申出療養（NCCH1901）」（以下、「本試験」）」を計画した。本試験の目的は、がん遺伝子パネル検査結果により actionable な遺伝子異常を有する患者を対象に、それぞれの遺伝子異常に対応する適応外薬を患者申出療養制度下で、添付文書に基づい

て投与し、治療経過についてのデータを収集することである。

対象は、16歳以上の固形腫瘍患者で、保険適用または評価療養として実施されたがん遺伝子検査の結果、エキスパートパネルでエビデンスレベルD以上として適応外薬が推奨された場合である。実施中の治験や先進医療の対象でないことが必要である。

本試験は、複数の分子標的薬を対象としたマスタープロトコールである。それぞれの試験薬のプロトコール治療（用法・用量）は、添付文書に則って行われることとし、分子標的薬同士の併用は提供している製薬企業が承諾しているものは可能であるが、そうではない場合や細胞障害性抗がん剤との併用は許容していない。また、本試験の趣旨に賛同が得られた製薬企業からは薬剤の無償提供を受けることとなっており、研究によって得られた治療データについては、製薬企業に提供

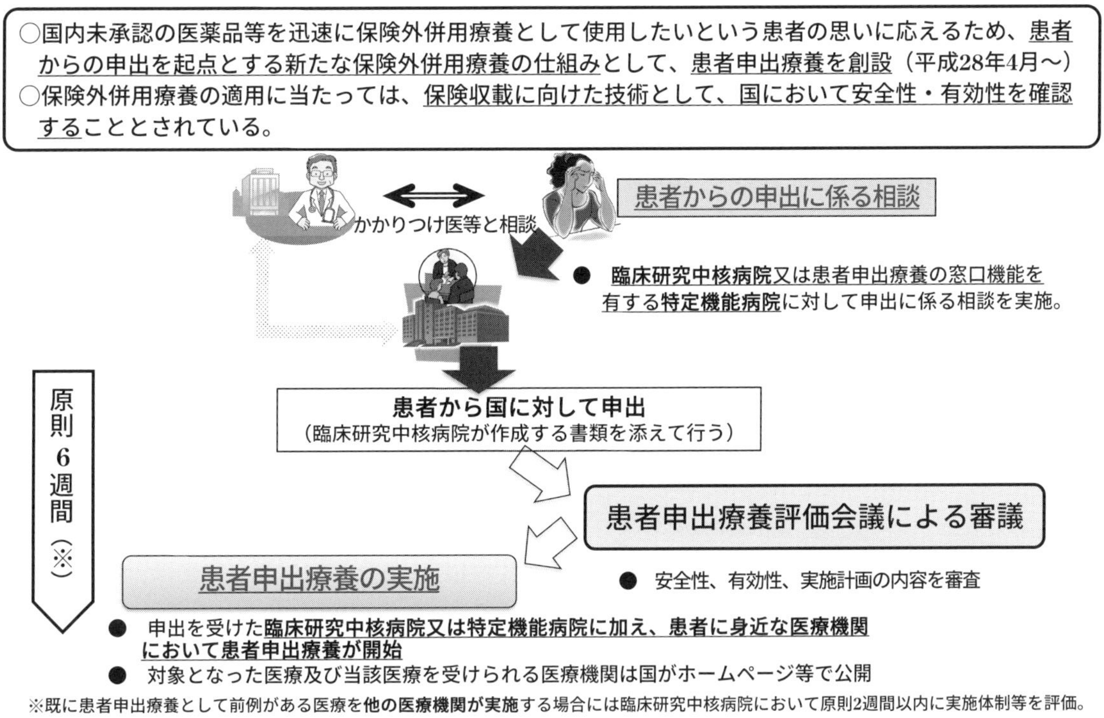

図3 患者申出療養について

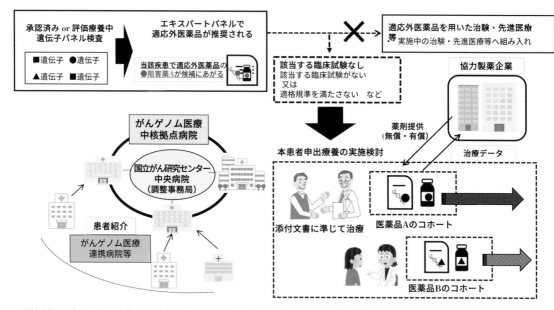

● 国立がん研究センター中央病院が全体の調整事務局となり、**がんゲノム医療中核拠点病院で行う多施設共同研究**。
● 賛同が得られた製薬企業からは**医薬品の提供を受けて実施する**。（調整事務局は製薬企業20社以上（60医薬品以上）と交渉）
● 遺伝子パネル検査の結果に基づいてエキスパートパネルが推奨した治療（医薬品）ごとに、複数コホートで適応外医薬品の治療を行うアダプティブデザインのプラットフォーム試験の臨床研究として実施する。

図 4　医療技術の概要図
（遺伝子パネル検査による遺伝子プロファイリングに基づく複数の分子標的治療に関する患者申出療養）
令和 1 年 9 月 12 日患者申出療養評価会議（患－1　別紙 1）を改変

することとしている（**図 4**）。2019 年 3 月に製薬企業に対して合同説明会を開催し、その後個別に交渉を重ね、ノバルティスファーマ株式会社の 8 医薬品、1 併用療法が組み込まれる形で開始された。近々、中外製薬株式会社の 3 医薬品、小野薬品工業株式会社の 1 医薬品についても、本試験に組み込まれることが決まっている（**図 5**）。この医薬品リストは、企業交渉や試験薬コホート毎の登録状況、後述する早期有効・無効中止を踏まえ変動する。

　本試験では、既承認薬の適応外使用となるため、安全性の確保が重要である。臨床研究保険への加入の他、いたずらに効果の乏しい試験薬治療を継続しないため、後述する早期無効中止を設定している。また、臨床研究法（特定臨床研究に該当）と患者申出療養制度、それぞれに従った有害事象の緊急報告対応を行うだけではなく、製薬

企業との契約によっては、治験と同様に 24 時間以内の重篤な有害事象（Serious Adverse Event：SAE）報告等の対応が求められる（**図 6**）。

　国立がん研究センター中央病院が調整事務局となり、全国の 11 施設のがんゲノム医療中核拠点病院で行う多施設共同研究である（https://jrct.niph.go.jp/latest-detail/jRCTs031190104）。

　その他、本試験への参加を検討するに当たって注意すべき点として、以下の点が挙げられる。
・治療選択の最終的な判断の責任は、本試験での主治医（処方を行う研究責任医師もしくは研究分担医師）にある。
・本試験に参加するにあたっては、適応外薬を投与することから、安全性が不明な部分も多いため、適格規準による一定の制限が存在する。
・本試験に登録されても、すぐに試験薬が投与できるわけではない。ノバルティスファーマ株式

	分類	一般名	販売名	製造販売業者等	薬剤費
1	ALK阻害薬	セリチニブ	ジカディアカプセル	ノバルティス ファーマ株式会社	無償提供
2	BCR/ABL阻害薬	イマチニブメシル酸塩	グリベック錠	ノバルティス ファーマ株式会社	無償提供
3	mTOR阻害薬	エベロリムス	アフィニトール錠 アフィニトール分散錠	ノバルティス ファーマ株式会社	無償提供
4	BRAF阻害薬	ダブラフェニブメシル酸塩	タフィンラーカプセル	ノバルティス ファーマ株式会社	無償提供
5	MEK阻害剤	トラメチニブ ジメチルスルホキシド付加物	メキニスト錠	ノバルティス ファーマ株式会社	無償提供
6	BRAF/MEK併用療法	ダブラフェニブメシル酸塩 トラメチニブ ジメチルスルホキシド付加物	タフィンラーカプセル メキニスト錠	ノバルティス ファーマ株式会社	無償提供
7	マルチキナーゼ阻害薬	パゾパニブ塩酸塩	ヴォトリエント錠	ノバルティス ファーマ株式会社	無償提供
8	マルチキナーゼ阻害薬	ニロチニブ塩酸塩水和物	タシグナカプセル	ノバルティス ファーマ株式会社	無償提供
9	JAK阻害剤	ルキソリチニブリン酸塩	ジャカビ錠	ノバルティス ファーマ株式会社	無償提供
10	ALK阻害薬	アレクチニブ塩酸塩	アレセンサカプセル	中外製薬株式会社	無償提供
11	抗HER2ヒト化 モノクローナル抗体	トラスツズマブ (遺伝子組み換え)	ハーセプチン注射用	中外製薬株式会社	無償提供
12	PD-L1ヒト化 モノクローナル抗体	アテゾリズマブ (遺伝子組み換え)	テセントリク点滴静注	中外製薬株式会社	無償提供
13	ヒト型抗ヒトPD-1 モノクローナル抗体	ニボルマブ (遺伝子組み換え)	オプジーボ点滴静注	小野薬品工業株式会社	無償提供

4週間分の薬価（2019年10月1日付）：約25万円〜約160万円相当

図5　医薬品リスト(2020 年 2 月 13 日時点)
太枠内：jRCT 公開情報(処方可)
太枠外：準備中

● 臨床研究法上の特定臨床研究（臨床研究保険加入）

● 早期無効中止の設定

● 安全性情報の取り扱い

・製薬企業からの安全性情報：添付文書改訂等
・実施施設からの安全性情報：疾病等（有害事象）報告

> 患者申出療養
> 臨床研究法
> 各企業との契約

● **各企業との契約に基づく安全性報告（企業毎に異なる報告手順）**
  ✓ 企業毎に契約内容は異なる
  ✓ 契約内容によっては治験と同様の対応（研究責任医師は、重篤な有害事象の発生を知ってから、24時間以内に、企業の安全性担当に、企業様式で報告すること）が求められる

図6　安全性の確保：既承認薬の“適応外使用”

会社の場合、試験薬提供に関して企業における審査が必要となる。また、医療機関へ医薬品の輸送にも時間を要する。そのため、実際に試験薬投与が可能になるまで、1ヵ月半程度時間を要する可能性がある。原則として、その投与開始までの間、別の抗がん剤などのがん治療を受けることはできない。

・本試験参加の患者については、既に実施された

がん遺伝子パネル検査のデータをがんゲノム情報管理センター（C-CAT）に登録することについて、同意が必要となる。

・本試験に参加することに伴う費用が必要になる。本来、患者申出療養制度では、対象となる試験薬と研究運用に関わる費用はいずれも患者負担するのが原則だが、今回試験薬は製薬企業から無償提供されるため、残りの研究運用に関わる費用についてのみ患者負担が必要になる。国立がん研究センター中央病院においては、約 37 万円程度、投与開始日に一括で支払いが必要となる。その他、定期受診、検査や入院などにかかる費用については、各患者さんの保険診療で行われる（各患者が加入する保険に応じた自費負担分の支払いが必要）。

V. 試験の現状と課題

本試験は、認定臨床研究審査委員会で承認された後、2019 年 7 月 10 日に行われた第 16 回患者申出療養評価会議において研究計画が先行して評価された。その後、修正された実施計画書を元にして、1 例目の申出があったタイミングで実際の申請がなされ、9 月 12 日の第 17 回患者申出療養評価会議において患者申出療養としての実施が承認された。正式な厚生労働大臣からの患者申出療養としての承認を経て、10 月 1 日より研究が開始となった。また 2020 年 2 月 21 日がんゲノム医療中核拠点病院 10 施設が臨床研究法上の実施医療機関として追加されたところである。

このようにようやく試験が本格的に開始されたところであるが、すでにいくつかの課題も指摘されてきている。

1 番の課題は、主治医に対する業務負担と責任が非常に大きい試験であることである。

本試験において、SAE 報告等は通常の臨床試験より高頻度に起こる可能性が危惧されるが、治験ではないため、実施医療機関によっては臨床研究コーディネーターのサポートが得られない場合もあり、基本的には主治医が対応する必要がある。

また、エキスパートパネルの推奨（エビデンスレベル）が、施設毎に異なる場合がある。症例報告レベルのエビデンスであれば必ずしも本試験への参加が推奨されるとは限らず、本試験への参加を提案するかの最終決定は主治医の判断が重要になる。例えば PI3K-AKT-mTOR 経路の異常に対するエベロリムス療法は、HER2 陽性乳癌では、他の抗がん剤との併用で、エベロリムスの上乗せ効果が検証されている。BOLERO-1、BOLERO-3 のプール解析・副次的解析においては、*PIK3CA* 変異と PTEN loss、PI3K 経路の活性化が、エベロリムスの上乗せに対する効果予測因子として提案されている [5]。一方で、*PIK3CA* 変異と PTEN loss、PI3K 経路の活性化などが、エベロリムス単剤の効果予測因子であるかどうかについては確定的なデータがない状況である。また、PI3K-AKT-mTOR 経路の遺伝子異常を持つ固形がん患者を対象にエベロリムス単剤の効果を検討した第 II 相試験では奏効割合 0 ％と、芳しい結果が出ていない [6]。こういった結果なども背景に、国立がん研究センター中央病院のエキスパートパネルでは、エベロリムス単剤を PI3K-AKT-mTOR 経路の遺伝子異常に対して推奨していないが、この判断は施設毎、主治医毎に異なり得る。

エキスパートパネルの推奨に基づきつつも、個々の患者さんの疾患や臓器能を踏まえて、本試験への参加が適切かどうかを判断し、試験実施中も安全性報告等の対応を自ら責任を持って行うことが主治医に求められる。

VI. 研究としての将来像

これまでも、自由診療のがんゲノム検査に基づいて、自由診療での分子標的薬による治療が散発的に行われているようである。しかし、それでは治療薬ごとの治療成績の収集及び検

討が十分になされることがなくデータが散逸し、将来に活かされないことが問題視されていた。海外では解決策として、米国では single patient expanded access、フランスでは nominative ATU（temporary authorization for use）といったコンパッショネートユース制度が活用される機会もあるが、日本版コンパッショネートユース（人道的見地から実施される治験；拡大治験）では、そのような使い勝手は無い[7]。

本試験結果をもって直接的な薬剤承認申請を目指すことは難しいものの、本試験では医薬品開発のために活用する方向性も研究計画に含んでいる（**図7**）。主要評価項目は各試験薬コホートの16週時点までの最良総合効果に基づく奏効割合としている。各試験薬コホートに関して、一定数の症例が集積された時点で、6ヵ月毎に、その有効性を検討する。具体的には、ベイズ流の解析に基づいて、6割以上の奏効が期待できる試験薬であれ

ば、早期に次の企業治験や公知申請に向けて検討し（早期有効中止）、逆に奏効割合が2割を切ることが想定される試験薬については、将来的な開発の可能性が乏しいとして当該試験薬の早期無効中止を、患者申出療養評価会議において検討することとしている。

この他、引き続き製薬企業との交渉を進め、組み込まれる試験薬の充実を図るとともに、小児への拡大や実施医療機関の追加についても、適宜検討を進めていく予定である。

おわりに

がん遺伝子パネル検査によるがんゲノム診療はまだ始まったばかりである。しかし、その恩恵を受けられる患者の数は多くないこと、さらには、新薬の研究に参加するという恩恵が真に患者のメリットになるかどうかは、これからのゲノム診療の評価に係っている。

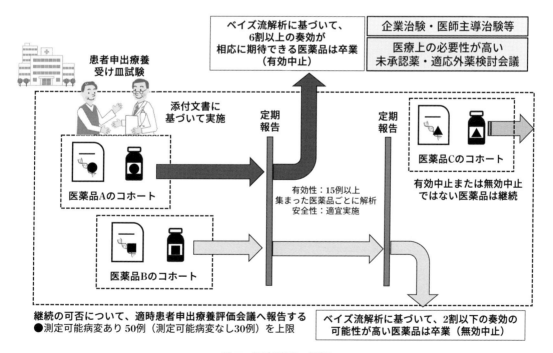

図7　研究計画の概要

　まずは、患者に期待を煽って質の低いエビデンスしかない医療を実施することがなきよう、がんゲノム診療を安全に実施すること、そのうえで、科学的根拠に基づいて治療効果が期待できる治療を患者に提案することが、がんゲノム時代の医療者に課せられた使命である。

◆参考文献

1) Sunami K, Ichikawa H, Kubo T, et al. Feasibility and utility of a panel testing for 114 cancer-associated genes in a clinical setting: A hospital-based study. Cancer Sci 2019; 110 (4): 1480-90.

2) Zehir A, Benayed R, Shah RH, et al. Mutational landscape of metastatic cancer revealed from prospective clinical sequencing of 10,000 patients. Nat Med 2017; 23 (6): 703-13.

3) 藤原 康弘. III. 先進医療 B 制度と患者申出療養制度. 日内会誌 2016; 105 (12): 2336-45.

4) 臨床研究実施計画・研究概要公開システム 遺伝子パネル検査による遺伝子プロファイリングに基づく複数の分子標的治療に関する患者申出療養 (NCCH1901) < https://jrct.niph.go.jp/latest-detail/jRCTs031190104 > (アクセス日: 2020 年 3 月 13 日)

5) André F, Hurvitz S, Fasolo A, et al. Molecular alterations and everolimus efficacy in human epidermal growth factor receptor 2-overexpressing metastatic breast cancers: Combined exploratory biomarker analysis from BOLERO-1 and BOLERO-3. J Clin Oncol 2016; 34 (18): 2115-24.

6) Kim ST, Lee J, Park SH, et al. Prospective phase II trial of everolimus in PIK3CA amplification/mutation and/or PTEN loss patients with advanced solid tumors refractory to standard therapy. BMC Cancer 2017; 17 (1): 211.

7) 藤原康弘. 人道的見地から実施される治験 (拡大治験): 日本版コンパッショネートユース制度. 腫瘍内科 2017; 19 (2): 147-51.

III. がん遺伝子パネル検査を活用したゲノム医療の推進課題

3. 臨床検査部の参画課題

松下　一之*

要　旨

ゲノム医療では次世代シークエンサー（next generation sequencing; NGS）が臨床検査の現場へ導入され、Precision Medicine の実現に不可欠なゲノム情報に対する理解は臨床検査に従事する全ての関係者に求められるようになっている。保険診療で行うがん遺伝子パネル検査で必要なエキスパートパネルでは、診療科の患者情報（治療の経緯）、検査会社のサマリーレポートと XML ファイル（解析データ）、がんゲノムデータを国のデータベース（国立がん研究センター内のがんゲノム情報管理センター（Center for Cancer Genomics and Advanced Therapeutics; C-CAT）の調査結果報告書、薬剤情報（治験、保険適用など）を整理する必要がある。そのため千葉大学医学部附属病院（以下当院）では臨床検査技師が中心となってこれらの情報を電子カルテにより関係者間で共有するシステムを構築した。急激に変化しているがんゲノム医療の臨床であるが、臨床検査部の立場では微生物核酸検査や体細胞系列遺伝子検査、胚細胞遺伝子検査の遺伝子関連検査の基本的手技に習熟することが肝要と考えている[1]。本稿では、当院での経験をもとにがんゲノム医療を保険診療の臨床検査として医療機関で行うために必要な医療実装と精度管理、医療機関側の体制構築（診療報酬、各診療科間の連携）を紹介した。

KEY WORDS　がんゲノム医療と臨床検査、診療科・施設間連携、地域連携とデータネットワーク、ブロックチェーン

I. がん遺伝子パネル検査の医療実装と精度管理

平成 29（2017）年度から 2020 年 9 月現在までの千葉大学医学部附属病院（以下当院）でのがん遺伝子パネル検査施行数は 109 例である。内訳は保険診療分（令和元年以降）、65 例（FoundationOne® CDx がんゲノムプロファイルが 60 例、OncoGuide™ NCC オンコパネルシステムが 5 例）。保険外診療分（自費）、43 例（オンコプライム 10 件、OncoGuide™ NCC オンコパネルシステム（先進医療 B）6 件、Guardant360、27 件）である（**図 1**）。本検査は臨床検査の分析的妥当性の観点から、通常の検体検査と同様に分析（検査）前、分析（検査）、分析（検査）後の 3 プロセスの精度管理（内部精度管理および外部精度管理評価）が重要である[2,3]。

A. がん遺伝子パネル検査の精度管理

がん遺伝子パネル検査の基本的な精度管理（内

Agenda of laboratory departments for promoting cancer precision medicine through tumor gene panel testing.
Kazuyuki Matsushita, M.D., Ph.D

* Department of Laboratory Medicine & Division of Clinical Genetics and Proteomics/Center for Cancer Genomes,Chiba University Hospital
　千葉大学医学部附属病院 検査部/遺伝子診療部/がんゲノムセンター（〒 260-8670 千葉県千葉市中央区亥鼻 1-8-1）

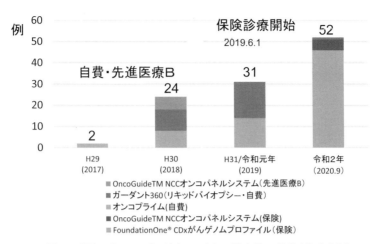

図1 当院におけるがん遺伝子パネル検査数の推移（当院症例）

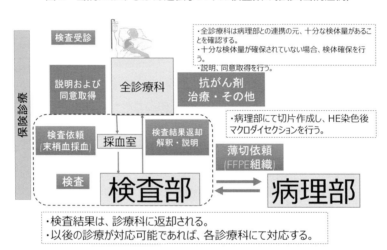

図2 MSI 検査（CDx 含む）のフロー（FFPE と末梢血 DNA）

部精度管理および外部精度管理評価）には体細胞遺伝子検査や胚細胞遺伝子検査の基本的な手技と考え方が役立つ[4]〜[6]。筆者らの施設では、NGSを用いるような高度なゲノム医療の基礎となるのは微生物核酸検査や体細胞遺伝子検査、さらには胚細胞系列遺伝子検査（遺伝学的検査）などの基本的事項の教育では日頃のルーティン検査を OJT（On the Job Training）で行うことが重要であると考えている[1]。例えば微生物核酸検査で PCR 検査に習熟し、白血病の *BCR-ABL1* 融合遺伝子の国際標準化や常染色体優性遺伝病診断の遺伝学的検査の特異性（変異が検出されないことが臨床的

に重要）などの遺伝子関連検査の倫理や考え方を段階的に学んだ上で、がんゲノムプロファイリング検査に取り組むことが必要である[1]。遺伝子解析の基本的な手技は微生物検査、体細胞遺伝子検査、遺伝学的検査（胚細胞系列遺伝子検査）は同じであるが、検査の精度管理、標準化の考え方や結果の解釈は大きく異なることを理解することが重要である。当院では MSI（microsatellite instability）検査を院内検査で行っているが、MSI 検査フローはがん遺伝子パネル検査と多くの点が共通している（図2）。例えば、病理医が病変部位を FFPE 標本の癌の部位をマーキングし検査部の臨床検査

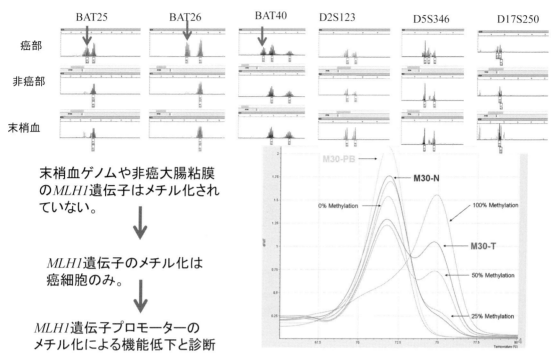

末梢血ゲノムや非癌大腸粘膜のMLH1遺伝子はメチル化されていない。

↓

MLH1遺伝子のメチル化は癌細胞のみ。

↓

MLH1遺伝子プロモーターのメチル化による機能低下と診断

図3　**Multiplex PCR 法による MSI 検査**

技師がマクロダイセクションを行って DNA を抽出し multiplex PCR を行っている（**図3**）。現在の MSI 検査の解析法（mononucleotide-repeat の quasi-monomorphic variation range: QMVR の比較）は、がん組織 DNA のみを用いているが、がん組織のみでは判定困難な場合もあり正常 DNA（末梢血 DNA など）との比較が有効である。がん遺伝子パネル検査も正常コントロールと比較する場合があり、病理部と検体検査室における検体採取のフローは同様である（**図3**）。また、当院では遺伝性腫瘍の一つであるリンチ症候群の原因遺伝子 *MLH1*、*MSH2*、*MSH6*、*PMS2* を qPCR-HRM（high resolution melting）法で調べている（**図4**）。このような検査体制や手技に習熟することにより、検体検査部門と病理部の協力体制が構築され、胚細胞系列遺伝子検査と体細胞遺伝子検査の検査精度の重要性や遺伝医療（2 次的所見）に対する意識も高まった（**図5**）[4]〜[6]。一方、同検査のパネル間や施

設間、あるいは使用するデータベース間の相違など外部精度管理評価の方法については今後に委ねる点も多い。

　BRCA1/2 遺伝子はがん遺伝子パネル検査の中でも 2 次所見やコンパニオン診断の両方に関わるため特に重要である。乳がんや卵巣がんでは *BRCA1/2* 遺伝子の病的変異が比較的高率に同定される。このような場合には、検査精度や結果の解釈などに臨床検査部は遺伝医療の専門家やバイオインフォマティシャンなどと協働して主体的に検査医や臨床検査技師がエキスパートパネル（EP）に関わることが求められる。抗腫瘍薬オラパリブ（商品名リムパーザ錠）は、2019 年 6 月に「がん化学療法歴のある *BRCA* 遺伝子変異陽性かつ HER2 陰性の手術不能または再発乳癌」にくわえて「*BRCA* 遺伝子変異陽性の卵巣癌における初回化学療法後の維持療法」が適用拡大となった。同薬剤の添付文書には「承認された体外診断薬等

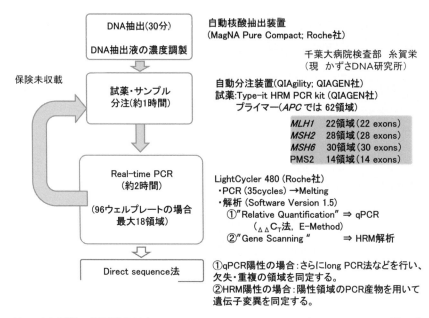

図4　リンチ症候群の原因遺伝子(*MLH1*、*MSH2*、*MSH6*、*PMS2*)の qPCR-HRM 法による解析

2018年12月15日-2020年5月現在

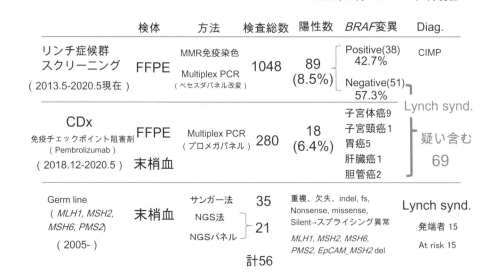

図5　当院の MSI 検査のまとめ

MSI 検査では病理部と検体検査室が協力して FFPE からの核酸抽出を行っている。また MSI-high の症例では、遺伝カウンセリングを行って胚細胞系列遺伝子(*MLH1*、*MSH2*、*MSH6*、*PMS2*)の解析を行う。臨床検査技師が一連の遺伝学的検査を OJT で学ぶことができる。

を用いた検査により、生殖細胞系列の *BRCA* 遺伝子変異（病的変異又は病的変異疑い）を有することが確認された患者に投与すること。」とあり、PMDA により承認された「*BRCA1/2* 遺伝子検査（米国ミリアド社）」による遺伝学的検査によって判定すると解釈される。しかし、「*BRCA1/2* 遺伝子検査（米国ミリアド社）」と患者負担（自費）で行った *BRCA1/2* 遺伝学的検査は同等か、同等である場合には評価法は何を用いたらよいか、についてコンセンサスは得られていない。このような場合には臨床的には遺伝子関連検査の精度の確保については個別の判断が必要であり、臨床検査（専門）医の意見が求められることがある。具体的には、1．ファルコバイオシステムズ社での検査（サンガー法か NGS か）、2．*BRCA1/2* 遺伝子検査（米国ミリアド社）、3．その他の企業や研究室等での検査（がん遺伝子パネル、サンガー法、使用するデータベースの違い）それぞれの検査方法や機器性能と検査精度（データベース）を医学的に判断する。基本的には、現時点では、以前に行った生殖細胞系列の *BRCA1/2* 遺伝学的検査結果をその後に改めてコンパニオン診断検査に使う場合には、第三者認定された検査室での変異部位のシークエンシングを行うなど**再確認**が望ましい（再確認しない場合、医療機関の責任と判断、患者への**説明と同意**を前提とする）。実際の全国の臨床検査部における遺伝学的検査についての対応の現状を参考までに示す（**表 1**）（全国国立大学病院検査部会議ゲノムワーキンググループアンケート、中谷委員長より）。

B．エキスパートパネル（以下、EP）の構成員について

がんゲノム医療中核拠点病院等の整備に関する指針[7]では、EP の開催が義務つけられている（**図6**）。EP の目的は、検出された遺伝子バリアントの解釈とそのエビデンスレベルを医学的に判断する「臨床的意義付け」を行うことである。EP の構成員として厚生労働省が指定する「がんゲノム医療中核拠点病院」の指定要件に基づいた構成員リストや EP での検討事項は既述した[1]。EP の際

表 1　*BRCA1/2* 遺伝学的検査と MSI(microsatellite) 検査体制の現状

	A	B	C	D	E	F	G	H	I	J
遺伝子検査室の精度管理責任者	まだ	技師長	臨床検査技師	まだ	遺伝子検査室主任	まだ	検査部長	検討中	遺伝子検査室主任	検査部長
病院のポストか？	no	no	no	no	no	no	no	no	no	yes
BRCA-検体管理	○	○	○	○	○	○	○	○	○	○
BRCA-オーダー管理	×	○	○	○	○	○	○	×	○	○
BRCA-報告書管理	×	○	○	○	×	○	○	×	○	○
MSI-検体管理	病理部	○	○	○	×	○	○	×	○	病理部
MSI-オーダー管理	○	○	○	○	○	○	○	×	○	○
MSI-報告書管理	○	○	○	○	×	○	○	×	○	○
BRCA陽性時の保有者診断	外注:S (185千円)	外注:S	外注	外注	外注:S (260千円)	院内 (30千円)	外注:F (37千円)	外注	外注:F (42千円)	外注:F (35千円)
MSI-Hの確定診断	外注:S (20千円)	外注:B	外注	外注	外注:S (17千円)	院内 (50千円)	外注:F (144千円)	外注	外注:F (150千円)	院内 (122千円)

第 67 回全国国立大学法人病院検査部会議ゲノムワーキング報告（三重大学：中谷　中委員長）
（当番校：千葉大学病院　2019 年 7 月 31 日 WEB 開催）

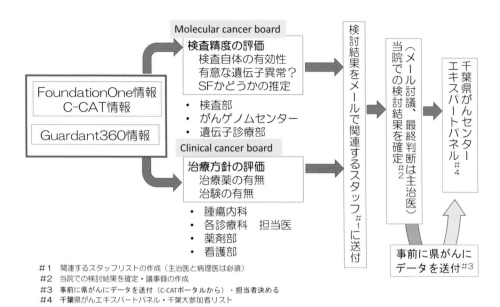

図6　当院におけるがん遺伝子パネル検査におけるエキスパートパネル(EP)の流れ(千葉県がんセンターと連携)

1. 診療科の患者情報（治療の経過）
2. 検査会社のサマリーレポート
3. XMLファイル（解析データ）
4. C-CAT調査結果報告書
5. 2次所見の解釈
6. 薬剤情報（治験、保険適用など）

（エキスパートパネルにおける検査医の必要性）臨床検査技師（遺伝子パネル検査のサンプル調整や精度管理を検査医と協力して確認する）に加えて、臨床検査医学に関する専門的な知識及び技能を有する常勤の医師（病理医、遺伝専門医と協力して検査精度と診断に関与する）が、1名以上含まれていることが望ましい。

図7　エキスパートパネルに必要な資料（例）

に必要な資料（**図7**）の精度確認のためには、臨床検査医学に関する専門的な知識および技能を有する常勤の医師が必要と思われる（現在 EP の構成員には検査医は含まれていない）。しかし EP においては、臨床検査技師（遺伝子パネル検査のサンプル調整や精度管理を検査医と協力して確認する）に加えて、臨床検査医学に関する専門的な知識及び技能を有する常勤の医師（病理医、遺伝専門医と協力して検査精度と診断に関与する）が、1

名以上含まれていることが必要ではないだろうか。

C. 診療情報のネットワーク（病院と企業、病院間、病院と C-CAT 間）

2020 年 1 月現在、保険収載されているがん遺伝子パネル検査は OncoGuide™ NCC オンコパネルシステムと FoundationOne® CDx がんゲノムプロファイルの 2 つである。インターネット等を用いた病院（機関）同士の EP の開催も許容されているが、個人情報保護法の遵守、「医療情報システ

ムの安全管理に関するガイドライン第 5 版（平成 29 年 5 月、厚生労働省）」や「医療情報を受託管理する情報処理事業者向けガイドライン 第 2 版（平成 24 年 10 月、経済産業省）」などの情報セキュリティへの対応が必要である[8)9]。新型コロナウイルスの影響もあり最近ではオンライン診療の実施に関する指針も出されている (https://www.mhlw.go.jp/content/000534254.pdf)。このような状況のもとで地域医療を含めた情報共有のためのトラストを設計・実現する方法として、種々の臨床データベース管理方法、共有方法が検討されている[1]。医療ビッグデータはセキュリティ保護や取扱いに時間と経費がかかることが課題であった。このような状況を打開するために、例えばがんゲノム拠点病院と連携病院などの連携では中央集約型と分散型の併用による医療情報共有の方法として、ブロックチェーンとスマートコントラクトを組み合

わせたデータベース管理の方法も臨床研究として検討されている（図 8）[1]。医療情報を利用する際の診療情報を取扱う関係者間のトラスト（信頼関係）には、使用の目的、個人情報が含まれるか否か、公共性の程度などを考慮する必要がある。法制度に関しては現在のクライアント・サーバー方式は中央管理システムのためにデザインされている一面があるので、分散システム方式に合わせて改正する必要があろう。情報の品質、保守・運用性、コスト・公益性の 4 つを適切に評価することが求められる（図 8）。

D．がん遺伝子パネル検査の診療報酬

がん遺伝子パネル検査の保険適用の決定プロセスは実臨床では運用上の課題も多い。例えば、がん遺伝子パネル検査の保険適用は NCC オンコパネルシステムと FoundationOne® では、がん遺伝子パネル検査実施料 8,000 点（1 点は 10 円）、がん遺伝子パ

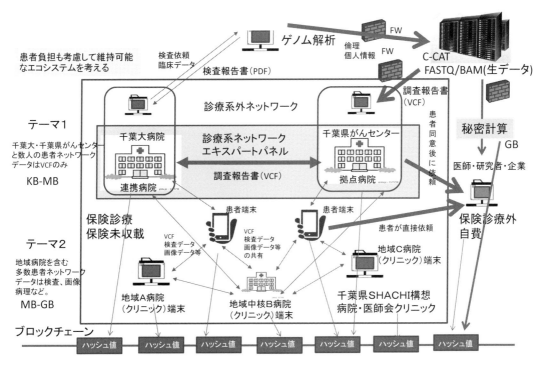

図 8　利用者、情報報の種類とアクセス権限を明確化したブロックチェーンによる情報共有方法。
中央集権型と分散型による医療情報の情報共有。これからのオンライン診療にも有用。

ネル検査判断・説明料 4 万 8,000 点（合計 56 万円）であり、2 回に分けて保険請求される[1]。

II. がん遺伝子パネル検査の精度保証と 必要な人材育成と体制整備

A. 必要な人材育成

がん遺伝子パネルの標準核酸物質、標準凍結乾燥細胞などを用いた遺伝子パネルの標準化、検査室のグレード、実際の遺伝子パネルの検査方法（院内・外注検査を含む）、個人情報保護に関する倫理・法律の整備と遵守、JAB（日本適合性認定協会）によるゲノム検査の第三者評価、ISO 15189、CLIA 等の国際標準との整合性、検査前試料（FFPE、リキッドバイオプシーなど）の精度保証等、国の統合データベース事業、AI（artificial intelligence）との連携などに未整備の課題も多く存在する[2)3)10]。本稿で記載した国際標準に準じた遺伝子パネル検査が行えるための人材育成（臨床検査技師や検査医）や体制構築の整備が喫緊の課題である（図9）[9)〜11]。たとえば、治験担当の医師（特に腫瘍内科医）のリクルート・体制整備、EP の組織体制、遺伝子パネル検査を用いたゲノム医療への一般市民への啓発の周知、遺伝子検査担当の臨床検査技師の育成、バイオバンク担当者、ゲノム医療をコーディネートできる看護師、薬剤師、臨床検査技師などの育成や事務系スタッフの協力体制、CRC（クリニカルリサーチコーディネーター）や GMRC（ゲノムメディカルコーディネーター）の協力などである[1)10)〜12]。

B. 近未来の医療ビッグデータ構築

がん遺伝子パネル検査では、hg19（GRCh37）、EPDB、refGene、ensGene、1,000 人 ゲ ノ ム、ESP6500、ExAC、HGVD、COSMIC、ClinVar、Expert、ToMMo、MGeND など多くのデータベースからの情報が使用されている。このような医療ビッグデータを用いた医療では、これまでの因果

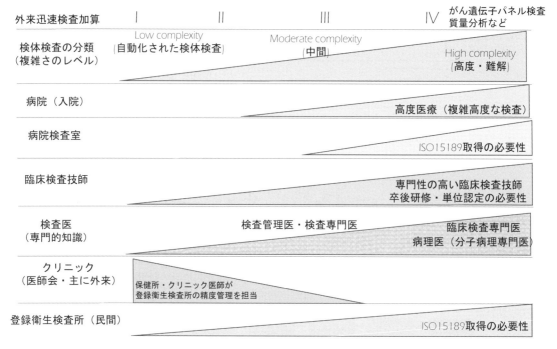

図9　がん遺伝子パネル検査の複雑さからみた検体検査の精度管理と検査診断体制（案）。がんゲノム医療推進のための登録衛生検査所、病院検査室、臨床検査技師、検査管理医、臨床検査専門医の連携・協働

律に基づく医療とは大きく異なった確率・統計情報に基づく意思決定が必要となる。そのために関係するすべての医療者、患者、家族にはわかりやすいメリットやディメリットの説明、検査の限界などについての理解が求められる。今後のゲノム医療には 1) 各医療機関から集約されたゲノム情報の統合データベース化、2) 電子カルテの臨床情報を構造化データベースにする共有システムの各施設への導入、3) 各医療機関から担当医、研究者レベルでアクセスできる安全性の確保された機能の構築などが必要である。近未来の地域医療では、患者、病院、診療所（クリニック）、国の大規模データベースセンターがインターネットやブロックチェーンなどを活用してゲノム情報を含む医療情報を共有することが予想される（図 8）。2020 年冒頭から国内に広がった新型コロナウイルスへの対応の必要もあり、オンライン診療の議論が本格化している。現在、医師―医師、医師―患者間などの医療情報共有の手段が本格的に検討され始めている。がん全ゲノム解析等連絡調整会議では、全ゲノム配列のデータベース構築も議論されている（https://www.mhlw.go.jp/stf/shingi/other-kenkou_514424_00004.html）。

III. Secondary findings（2 次的所見）の取り扱い

　がん遺伝子パネル検査では、遺伝性腫瘍、遺伝性疾患の原因遺伝子変異が認められることがある（secondary findings: SFs）。このような症例では遺伝カウンセリングが必要となる。対象疾患の候補としては ACMG (American College of Medical Genetics: 米国遺伝学会) の actionable diseases に分類された 27 疾患（59 遺伝子）が参考になる [13)～15)]。SF として重要なのは遺伝性腫瘍（例えばリンチ症候群や遺伝性乳がん卵巣癌などの遺伝性腫瘍）など、早期の医療介入が患者（クライエント）の QOL を改善することが明らかな疾患である [13)～15)]。AMED 小杉班のミニマムリストは ACMG59 遺伝子のう

ち遺伝性腫瘍の原因遺伝子に絞ったものを公開している [13)～15)]。例えば、NM_007294.4 (*BRCA1*)：c.5014_5016CAC[1] (p.His1673del) はある検査会社では VUS と判断されているが C-CAT 調査結果報告書では異なる結果であった。同部位の塩基配列は [AAAACACCACATCACTTTAACTAAT] と short tandem repeat となっており PCR エラーが起こりやすい [16)]。結果の解釈にあたり検査医はこのような確認を行う必要がある。当該変異は Clinver では "conflicting interpretations of pathogenicity" であると記載されている。同変異の解釈は当院での EP では家族歴などから VUS と判断された。仮に likely pathogenic と結果開示をした場合、家系員が予防的な乳腺、卵巣切除を希望することが想定され現実的には予防切除のメリトの根拠が示せない、という問題もある。

IV. 倫理指針・法律

　「医療法等の一部を改正する法律」と「個人情報の保護に関する法律（以下、個人情報保護法）」は 2017 年 5 月 30 日に一部改正され、同年 6 月 14 日に「医療法等の一部を改正する法律」が公布され 2018 年 12 月に施行された。「医療法等の一部を改正する法律」では、「遺伝子関連・染色体検査」が臨床検査であることが明記され、「遺伝子関連・染色体検査」の精度保証が求められることになった [17)18)]。病院内における検査のみならず、外注検査の精度管理も本法律で規定されている。つまりがん遺伝子検査は病院の検体検査を担当する部署において精度管理が必要であり、さらに保存された生体資料（バイオバンク）や個人情報の取り扱い、企業連携や医療ビッグデータの活用など病院病理部門や検体検査部門の役割が大きく変化している [19)]。関連する倫理指針やガイドライン、ガイダンスなどにも見直しが行われておりそれらの情報についても留意が必要である。中でも重要なものとして「ヒトゲノム・遺伝子解析研究に関す

る倫理指針」（平成25年文部科学省・厚生労働省・経済産業省告示第1号。以下「ゲノム指針」という。）及び「人を対象とする医学系研究に関する倫理指針」（平成26年文部科学省・厚生労働省告示第3号。以下「医学系指針」という。）は、厚生科学審議会（科学技術部会ヒトゲノム・遺伝子解析研究倫理指針に関する専門委員会）における［医学研究等に係る倫理指針の見直しに関する合同会議］で、両者（「ゲノム指針」と「医学系指針」）を統合した指針「統合指針」の議論が行われている（https://www.mhlw.go.jp/stf/shingi/shingi-kousei_127740_00001.html）。「医療における遺伝学的検査・診断に関するガイドライン」（日本医学会・2011年）[20]では、遺伝学的検査・診断に際して，必要に応じて適切な時期に遺伝カウンセリングを実施することが記載されている。一方、がんゲノム医療が急速に進み、胚細胞系列と体細胞系列遺伝を同時に調べることがん遺伝子パネル検査や胚細胞系列遺伝子の病的変異がコンパニオン診断に用いられるようになったことから、遺伝情報を電子カルテなどを用いて診療科間で共有する必要性が高まっている。

Ⅴ．がんゲノム医療推進のための臨床検査部の参画課題まとめ

1. がん治療の検査（*BRCA1/2*遺伝子検査、MSI検査、がん遺伝子パネル検査）の精度管理には臨床検査（専門）医が主体的に関与する必要がある。
2. がんゲノム医療データの病院間や患者、企業との利活用、クリニカルバイオバンクには、中央診療部門（臨床検査部、病理部、遺伝子診療部、医療情報部など）の協働が不可欠である。
3. 検査精度の確保と評価のためにエキスパートパネルには検査医の参画が必要である。遺伝学的検査の外注検査の記録は医療法上も外注窓口で一元管理して電子カルテに入力することが望ましい。
4. がん遺伝子パネル検査は高度に複雑な検体検査であり、正確な診断のためには精度管理と検査診断体制が求められる。患者本位のがんゲノム医療推進のためには登録衛生検査所、病院検査室、臨床検査技師、検査管理医、臨床検査専門医の連携・協働が必須である（**図9**）。

Acknowledgements

本稿をまとめるにあたり、千葉大学医学部附属病院検査部スタッフ、同遺伝子診療部、同がんゲノムセンター、がん看護専門看護師の皆さんにご協力いただき感謝を申し上げます。本稿は第9回日本遺伝子診療学会、「遺伝子検査・検査技術推進フォーラム」公開シンポジウム、「がん遺伝子パネル検査を活用したゲノム医療の推進課題臨床検査部の参画課題―分析的妥当性と病理部、遺伝子診療部との連携―」（東京・日本橋、2019年12月5日（木））において発表した内容をもとにした。その後2020年1月以降に新型コロナウイルスへの対応により、臨床検査部の置かれた状況は大きく変化した。がん遺伝子パネル検査も症例数が増加しており、その内容を加筆した。

◆参考文献
1) 松下一之．医療機関で行うための体制整備（診療報酬、各診療科間の連携）．遺伝子解析技術の革新がもたらす臨床検査とは．臨床病理レビュー 2020; 164: 9-21.
2) 松下一之．がん遺伝子パネル検査．検体検査の品質・精度確保の基準の手引き．Medical Technology 2018; 46（13）: 1370-1.
3) 厚生労働省健康局長発布．がんゲノム医療中核拠点病院等の整備に関する指針の一部改正について．健発0719 第3

号 令和元年 7 月 19 日 .

4) 一般社団法人日本病理学会／編 . ゲノム研究用・診療用病理組織検体取扱い規程 . 東京 : 羊土社 2019.

5) 日本臨床検査標準協議会 . 遺伝子関連検査検体品質管理マニュアル〈パート 2〉新規測定技術・解析試料の品質管理 . 2017/10.

6) 臨床検査振興協議会 . がん遺伝子パネル検査の品質・精度の 確保に関する基本的考え方（第 2.0 版）. 第 2.0 版作成日 : 2019 年 5 月 31 日 . <http://www.jamt.or.jp/data/asset/docs/20190531_ver2.0.pdf>（2020 年 10 月 7 日確認）

7) 厚生労働省 . 医療情報システムの安全管理に関するガイドライン第 5 版 .（平成 29 年 5 月）

8) 経済産業省 . 医療情報を受託管理する情報処理事業者向けガイドライン 第 2 版 .（平成 24 年 10 月）

9) 松下一之 . In silico 創薬におけるシステム・データベース構築とビッグデータ活用の実際―遺伝子関連検査と医療ビッグデータ構築の現状と今後 . In silico 創薬におけるスクリーニングの高速化・高精度化技術 . 東京 : 技術情報協会 2018. p.407-16.

10) 松下一之 . ゲノム解析技術の進歩と臨床検査への応用 . 医学のあゆみ 2017; 263（13）. 991-8.

11) 松下一之 . 遺伝子パネル検査とは . 話題―NEWS&TOPICS. Medical Technology 2018; 49（9）: 830-2.

12) 一般社団法人日本衛生検査所協会，遺伝子関連検査受託倫理審査委員会編 . 遺伝学的検査受託に関する倫理指針 . <http://www.jrcla.or.jp/info/info/281207.pdf>

13) AMED 小杉班・遺伝医学関連学会合同 SFAWG (Secondary Findings Actionability Working Group-J). ゲノム医療における情報伝達プロセスに関する提言 その 1: がん遺伝子パネル検査を中心に【改定版】20190327 版 . <https://www.amed.go.jp/content/000045427.pdf>

14) AMED 小杉班・遺伝医学関連学会合同 SFAWG (Secondary Findings Actionability Working Group-J). ゲノム医療における情報伝達プロセスに関する提言 その 2: 次世代シークエンサーを用いた生殖細胞系列網羅的遺伝学的検査における具体的方針【初版】20190327 版 . <https://www.amed.go.jp/content/000045429.pdf>

15) AMED 小杉班・遺伝医学関連学会合同 SFAWG (Secondary Findings Actionability Working Group-J). がん遺伝子パネル検査 二次的所見 患者開示 Grade1 ミニマムリスト 案（Ver1.2_20190121）. <https://www.amed.go.jp/content/000045428.pdf>

16) Fungtammasan A, Ananda G, Hile SE, et al. Accurate typing of short tandem repeats from genome-wide sequencing data and its applications. Genome Res 2015 May; 25（5）:736-49. doi: 10.1101/gr.185892.114. Epub 2015 Mar 30. PMID: 25823460; PMCID: PMC4417121.

17) 一般社団法人日本衛生検査所協会 遺伝子関連検査受託倫理審査委員会編 . 遺伝子関連検査の質保証体制についての見解 . <http://www.jrcla.or.jp/info/info/310315.pdf>

18) 日本臨床腫瘍学会・日本癌治療学会・日本癌学会合同作成 . 次世代シークエンサー等を用いた遺伝子パネル検査に基づくがん診療ガイダンス（第 1.0 版）. 2017 年 10 月 11 日 .

19) 日本臨床検査医学会編 . ゲノム医療における検体検査の品質確保に関する提言（がんゲノム医療推進を踏まえて）2017 年 11 月 . <https://www.jslm.org/committees/gene/gene20171121.pdf>

20) 日本医学会 . 医療における遺伝学的検査・診断に関するガイドライン . 2011 年 2 月 .

IV. ゲノム解析により得られる生殖細胞系列の遺伝情報の取扱いについて

IV．ゲノム解析により得られる生殖細胞系列の遺伝情報の取扱いについて

1．ゲノム医療における情報伝達プロセスに関する提言―その２：次世代シークエンサーを用いた生殖細胞系列網羅的遺伝学的検査における具体的方針（改訂）

小杉　眞司*

要　旨

　AMED 研究班「医療現場でのゲノム情報の適切な開示のための体制整備に関する研究」において、2017 年度には、「ゲノム医療における情報伝達プロセスに関する提言―がん遺伝子パネル検査と生殖細胞系列全ゲノム／全エクソーム解析について―（初版）」を取りまとめた。特にがん遺伝子パネル検査の臨床実装が始まるにあたり、二次的所見の取扱いを含めた患者・家族への情報伝達について具体的な対応策をまとめたものとなっている。これについては 2018 年、当フォーラムで概要を講演した。

　2018 年度は、これを改定し、ゲノム医療における情報伝達プロセスに関する提言―その１：がん遺伝子パネル検査を中心に（改訂版）とともに、その２：次世代シークエンサーを用いた生殖細胞系列網羅的遺伝学的検査における具体的方針（初版）を AMED ホームページ等で公表した。2019 年度は再改訂を実施した。

KEY WORDS　網羅的遺伝学的検査、二次的所見、遺伝カウンセリング、パネル検査

I．次世代シークエンサーの時代のパラダイムシフト

　1、2 種類の少数の遺伝子を調べる遺伝学的検査が従来は一般的であったが、たとえば遺伝性難聴の遺伝学的検査では、一度に 10 遺伝子 46 変異を調べるものとなっている（平成 24 年度）。これは、遺伝学的検査のあり様の変化、すなわち、多数の遺伝子を一度に解析するパネル遺伝学的検査の現実化を示している。このような場合、全ての遺伝子・変異の意味を検査前に十分説明することは現実的に不可能となる。「日本医学会ガイドライン」においても、日常診療としての遺伝学的検査の有効活用の推進のため、確定診断のための遺伝学的検査については、遺伝カウンセリングは開示後などの適切なタイミングで行う、としている。次世代シークエンサーの実用化により、多数の遺伝子を一気に調べるパネル遺伝学的検査があたりまえになっている WES（Whole Exome Sequence）が米国では clinical sequence として数年前より、保険診療で実施されている。このような新しい時代に対応できる遺伝カウンセリングが必要となっている。

Recommendations for Communication Process on Genomic Medicine（Part 2）.
Shinji Kosugi
* Department of Clinical Ethics/Clinical Genetics, Kyoto University School of Public Health
　京都大学大学院医学研究科医療倫理学・遺伝医療学（〒 606-8501 京都市左京区吉田近衛町）

　ACMG（米国臨床遺伝学会）は 2013 年、Recommendations for Reporting of Incidental Findings in Clinical Exome and Genome Sequencing を提案した。これは次世代シークエンサーの臨床での利用を想定したもので、解析 Laboratory に対し、患者の希望や年齢とは関係なく臨床的有用性のある IF を報告することを明確化した。IF（偶発的所見）として報告すべき遺伝子のリスト（24 疾患、56 遺伝子）を提示したこともその大きな特徴といえる。このリストは Actionable なものミニマムリストであり、今後も増える可能性を示唆している。しかし、治療法・予防法がない神経疾患や常染色体劣性遺伝性疾患の保因者は含んでいない。また、確実なもののみ報告、不確定なところの追求は求めないとしているほか、Sanger 法での確認および遺伝カウンセリング体制が必要としている。

　ACMG2014 においては、One Year Later: The Influence of the ACMG Recommendations for Reporting of Incidental Findings in WES/WGS なるセッションが開催され、会場内聴衆に対し 4 問のリアルタイムアンケートが実施された。ここでは、Recommendations の改定が必要：約 70 %、患者の Opt-out を認めるべき：約 85 %、成人発症疾患の IF が小児に認められた場合の親の Opt-out を認めるべき：約 92 %、56 遺伝子のリストを改定すべき：約 43 % という結果であった。これに基づき、2014 年 11 月 13 日 ACMG は、Recommendations を正式に改定し、議論の中心であった患者の Opt-out を認めることと、Incidental Findings を Secondary Findings と改め、米国大統領委員会との用語統一をした。さらに、2016 年 11 月には、SF（二次的所見）のリストを改定し計 59 遺伝子となった（**図 1**）。

若年性ポリポーシス： *BMPR1A, SMAD4*			
遺伝性乳がん・卵巣がん症候群 *BRCA1, BRCA2*	フォンヒッペル・リンドウ病：*VHL*	遺伝性パラガングリオーマ・褐色細胞腫症候群：*SDHD, SDHAF2, SDHC, SDHB*	肥大型心筋症、拡張型心筋症
リ・フラウメニ症候群：*TP53*	多発性内分泌腫瘍症 1 型：*MEN1*	結節性硬化症：*TSC1, TSC2*	カテコラミン作動性多形性心室性頻拍
Peutz-Jeghers 症候群：*STK11*	多発性内分泌腫瘍症 2 型：*RET*	WT1-関連Wilms腫瘍：*WT1*	不整脈原性右室心筋症
Lynch症候群： *MLH1, MSH2, MSH6, PMS2*	家族性甲状腺髄様がん（FMTC）：*RET*	神経線維腫症2型：*NF2*	Romano-Ward QT延長症候群1-3型、ブルガダ症候群
家族性大腸ポリポーシス：*APC*	PTEN過誤腫症候群：*PTEN*	Ehlers-Danlos 症候群、血管型	家族性高コレステロール血症
MYH-関連ポリポーシス：*MUTYH*	網膜芽細胞腫：*RB1*	マルファン症候群、Loeys-Dietz症候群、家族性胸部大動脈瘤、大動脈解離	悪性高熱症 OTC欠損症 Wilson病

図 1　ACMG が提示しているリスト
アンダーラインは NCC オンコパネルの遺伝子。

II．ゲノム医療における情報伝達プロセスに
関する提言

がんゲノム医療への対応のために、AMED 研究班「医療現場でのゲノム情報の適切な開示のための体制整備に関する研究」班（AMED 小杉班）では、**図 2** のような研究計画を立て、「ゲノム医療における情報伝達プロセスに関する提言―がん遺伝子パネル検査と生殖細胞系列全ゲノム／全エクソーム解析について―（初版）」[1] を 2018 年 4 月に、「ゲノム医療における情報伝達プロセスに関する提言―その 1：がん遺伝子パネル検査を中心に（改定版）」[2] を 2019 年 3 月に、「ゲノム医療における情報伝達プロセスに関する提言―その 1：がん遺伝子パネル検査を中心に（改定 2 版）」[3]（**図 3**）を 2020 年 1 月に公開した。これらは、特にがん遺伝子パネル検査の臨床実装が始まるにあたり、二次的所見の取扱いを含めた患者・家族への情報伝達について具体的な対応策をまとめたものとなっている。

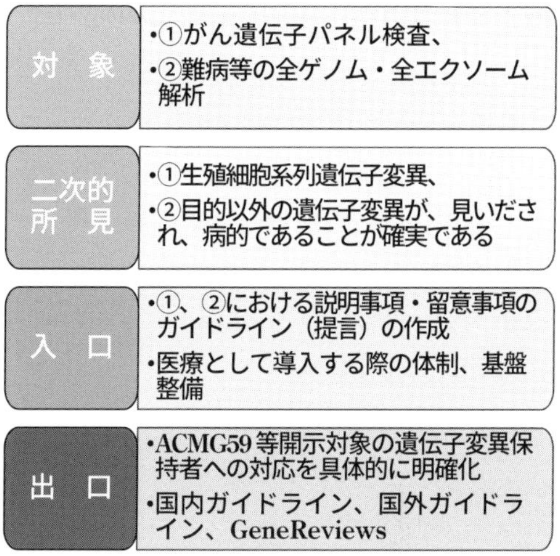

図 2　AMED 小杉班実施計画
「医療現場でのゲノム情報の適切な開示のための体制整備に関する研究」

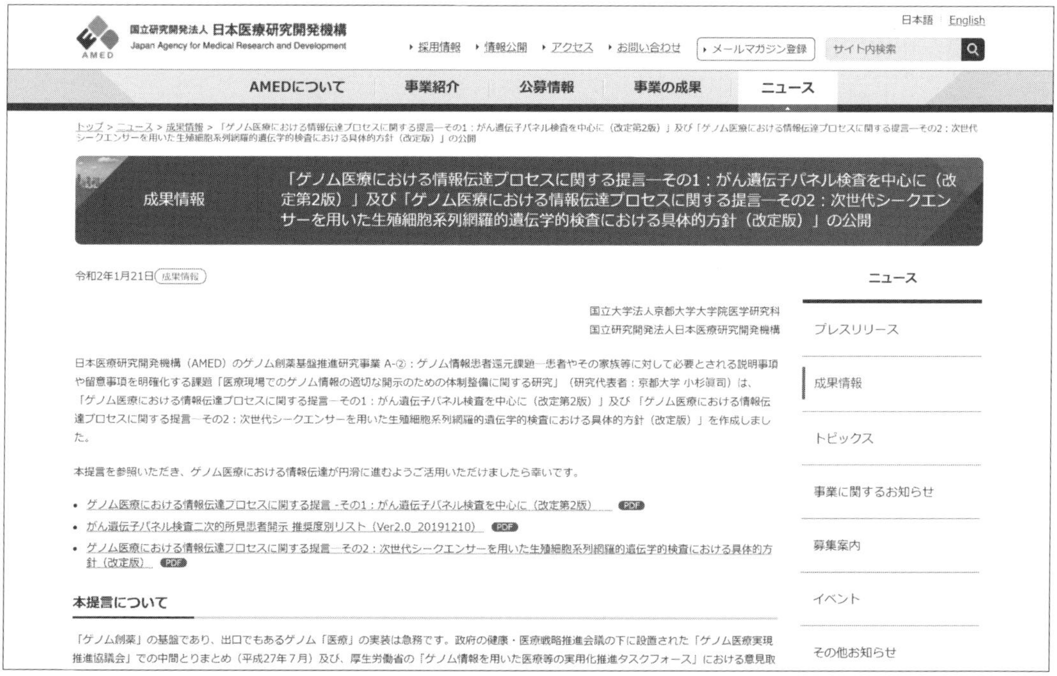

図 3　ゲノム医療における情報伝達プロセスに関する提言―その 1：がん遺伝子パネル検査を中心に（改定 2 版）[3]
<https://www.amed.go.jp/news/seika/kenkyu/20200121.html>

III. ゲノム医療における情報伝達プロセスに関する提言（その2）

AMED 研究班「医療現場でのゲノム情報の適切な開示のための体制整備に関する研究」では、2018 年 4 月に公表した提言を改定し、「ゲノム医療における情報伝達プロセスに関する提言―その1：がん遺伝子パネル検査を中心に（改訂版）」とともに、「その2：次世代シークエンサーを用いた生殖細胞系列網羅的遺伝学的検査における具体的方針（初版）」を AMED ホームページで 2019 年 3 月に公表した[4]。

次世代シークエンサーによる全エクソーム解析および全ゲノム解析などを用いたいわゆる遺伝性難病などの網羅的解析に対応するものとした。さらにこれを改定した「ゲノム医療における情報伝達プロセスに関する提言―その2（改訂版）」を 2020 年 1 月に公開した[5]。

がんゲノム医療と異なり、わが国では、このような解析はほとんど研究としてしか行われていない。全国規模の IRUD (Initiative on Rare and Undiagnosed Diseases) プロジェクトも AMED の研究事業であり、筆者は 2018 年度より IRUD 拠点病院 37 の取り纏め機関の代表を担当している。IRUD は研究であるため、いわゆる二次的所見の患者への返却は実施していないが、今後、臨床検査として実施される場合を見越した検討を行った。ただ、米国では 2012 年ごろからすでにエクソーム解析の一部が一般診療として実施されているが、わが国でこのような状況が直ちに発生するとは考えにくい。

がんゲノム医療の網羅的解析と大きく異なることとしては、次のようなことが考えられる。(1) 最初研究として解析された結果を臨床検査として確認するようなプロセスも考えられること。(2) 二次的所見が出現する疾患領域が大変広く、一施設のみでエキスパートパネルを構成するの

が困難であり、全国規模で連携した医療体制を構築する必要があること。(3) 網羅的遺伝子解析に伴う遺伝カウンセリングとして、従来型のものとはかなり異なるものが必要となるであろうことなどである。

提言その2では、対象を網羅的生殖細胞系列遺伝学的検査として全ゲノム解析、全エクソーム解析、TruSight One などの疾患群横断的パネル検査とし、2 次的所見が網羅的な検査ではないため原則として発生せず、対象生殖細胞系列疾患群パネルは含まないものとした。

研究として実施されている IRUD を臨床検査として実施するイメージとなる、臨床検査としての実施となると IRUD では実施していない二次的所見開示も必要で、研究結果として得られた変異のシングルサイト検査を臨床検査として確認する場合が考えられた。、研究として解析した結果（一次的所見及び二次的所見）を臨床検査の結果として、診療の用に供する場合には、確認検査は原則として再採血の上実施すること、そのことを研究参加の際に説明しておくこと、その際に確認検査についての同意の確認を行うことなどについても提言その2に盛り込んだ。

図4 は、班会議で当初から検討された、NGS 検査におけるデータの流れとエキスパートパネルにおける検討事項について、がんパネル検査と難病の網羅的解析の場合両方についてまとめた図である。提言その1・その2でも参考図としている。ACCE モデルに沿っていて、Analitic Validity（分析的妥当性：解析結果が正しいかの判断）は、検査会社あるいは検査室が担当することになる。それ以降がエキスパートパネルの業務となり、Clinical Validity（臨床的妥当性）として VUS か病的変異かの判断、一次的所見か二次的所見かの判断が必要となる。Clinical Utility（臨床的有用性）は、同定された変異に対する治療、予防などの対策についての検討となり、最後の ELSI（倫理的・法的・社

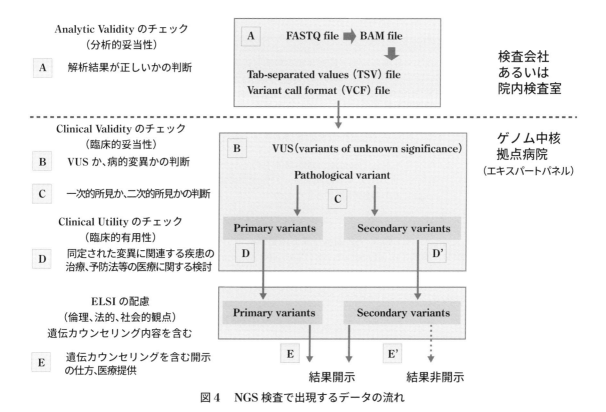

図4 NGS 検査で出現するデータの流れ

会的課題)としては、結果開示の方法等について、多職種で連携しながら臨床経過、病像、患者背景、家族関係、などを検討しながら決定していくという流れになる。

Ⅳ. 開示すべき二次的所見

がんゲノム医療中核拠点病院等連絡会議等から強い要望のあった「(補足)がん遺伝子パネル検査二次的所見患者開示ミニマムリスト暫定案」を提言と同時に公開した(2019 年 3 月)[6]。ミニマムリストの基準は、未発症者を含むサーベイランスやリスク低減について、わが国で作成された診療ガイドライン(未発症者への対応方針が記載されているもの)が存在し、シングルサイトの検査が外注検査として、どこの医療機関でも実施できるものとした。

11 遺伝子を指定したミニマムリストに関して

は、作成した 2019 年 1 月時点とは大きく状況が変わっている。これまでと異なり、登録衛生検査所であるかずさ DNA 研究所によってほとんどの遺伝子のシングルサイト検査が実施可能となっている。また、Actionability ついては画一的なものではないため、上記ミニマムリストに相当するものを AAA とし、ACMG59 遺伝子以外も含めた遺伝子について、NCCN ガイドライン、種々の論文・レビュー、櫻井分担班のサマリーレポートをもとに Actionability を検討し、AAA に続いて、AA, A, B と段階的なグレーディングをつけた。また、腫瘍検体のみの検査で生殖細胞系列病的バリアントか疑う必要性について、種々の論文やレビューより、遺伝子ごとにグレーディングをつけた(図 5)。

もう一つ重要な問題なのは、Foundation One CDx のような腫瘍組織の遺伝子のみを検査する場合に、どのような時に、germline mutation を疑っ

Grade	根拠
AAA	・我国で変異キャリアに対する診療方針のガイドラインが存在する （現在のミニマムリスト）
AA	・ACMG59遺伝子で遺伝性腫瘍原因遺伝子 ・NCCNガイドラインのあるもののうち、論文で一致して開示推奨されているもの
A	・NCCNガイドラインのあるもののうち、論文での開示推奨が一致していないもの ・論文で一致して強い開示推奨あるもの ・ACMG59遺伝子で遺伝性腫瘍以外の原因遺伝子
B	・一論文でのみ開示推奨のあるもの
記載なし	

図5　SF 開示リストの更新について
参考論文・資料 :ACMG SF v2, NCCN-Breast ovarian, NCCN-GI, 文献 [7)8)]

て検査するかということである。網羅的にすべてを拾い上げられるようにするのではなく、効率性も重要な因子になる。提言その 2（注 7）に記載されているように、遺伝子の種類、founder mutation、発症年齢、現病歴、既往歴、家族歴、アリル頻度、腫瘍細胞割合などの情報より生殖細胞系列の変異が疑わしいか総合的に判断することになる。具体的遺伝子については、種々の文献レビューよりグレーディングを行った。京大のがんのエキスパートパネルでの経験をもとに、どのように生殖細胞系列の変異を疑うのか、そのフロー図（**図 6**）を作成した。BRCA1/2 などの特定の遺伝子については、直ちに germline の確認をする。そのほかは、20 〜 30 % 以上のアリル頻度を基準とするが、P53 などの somatic がほとんどの疾患については、直ちに germline 検査に回さず、病歴・家族歴などの表現型での評価を実施したのちに、germline の確認をする。

Ⅴ．今後の課題

2019 年 6 月にがん遺伝子パネル検査が保険収載されたが、現場の体制整備に時間がかかったため、多くの機関で本格始動まで半年程度がかかっ

たと思われる。保険診療として実施されたがん遺伝子パネル検査の実態を把握する必要がある。

具体的な調査項目としては、腫瘍と正常細胞のペアの検査の場合は、IC（インフォームド・コンセント）の担当者、IC 段階で germline 結果の開示を希望しない患者の割合、推定される開示を希望しない理由、結果開示の担当者、二次的所見の開示方法、結果開示段階で、germline 非開示に意思を変えた患者の割合、その理由、germline variant について血縁者に伝えた患者の割合、伝えなかったのであればその理由、実際に Germline 検査のために来院された人数などとなる。

腫瘍組織のみの検査の場合は、IC（インフォームド・コンセント）の担当者、IC 段階で germline 変異疑いの開示を希望しない患者の割合とその理由、二次的所見を疑うプロセス、結果開示の担当者、二次的所見疑いを伝える担当者とその開示方法、二次的所見確認検査の費用と実施日、二次的所見が伝えられた後、確認検査が実施された割合、確認検査を希望しなかった理由、確認検査で二次的所見が確定した割合、などとなる。

これらの調査を通じて現場での問題解決を続けていく必要がある。

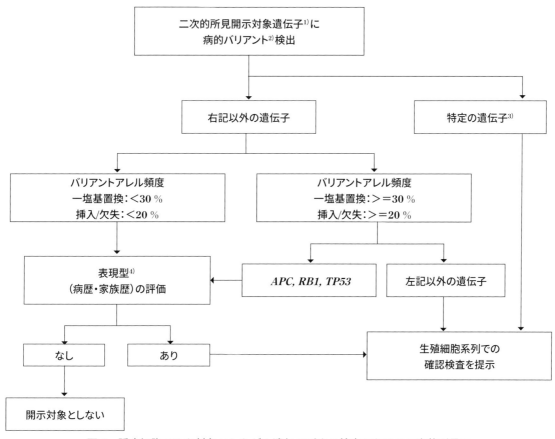

図6 腫瘍細胞のみを対象としたがん遺伝子パネル検査における二次的所見の
生殖細胞系列確認検査運用指針例
1）ACMG SF v2.0 59 遺伝子、および SF 開示推奨度別リストを基本とする
2）Clin Var、MGeND 等の公的 DB、ACMG/AMP2015 を参考に判断
3）アレル頻度を問わず、生殖細胞系列由来の可能性が高い遺伝子
2019 年 12 月現在 *BRCA1*、*BRCA2* の 2 遺伝子
4）GeneReviewsJapan, Actionability Working Group-J を参考に評価

◆参考文献
1）国立研究開発法人日本医療研究開発機構. ゲノム医療における情報伝達プロセスに関する提言―がん遺伝子パネル検査と生殖細胞系列全ゲノム／全エクソーム解析について― (初版), 2018 年 4 月 . <https://www.amed.go.jp/news/seika/kenkyu/exome_20180411.html>
2）国立研究開発法人日本医療研究開発機構. ゲノム医療における情報伝達プロセスに関する提言―その 1：がん遺伝子パネル検査を中心に (改定版), 2019 年 3 月 . <https://www.amed.go.jp/news/seika/kenkyu/20190329.html>
3）国立研究開発法人日本医療研究開発機構. ゲノム医療における情報伝達プロセスに関する提言―その 1：がん遺伝子パネル検査を中心に (改定 2 版), 2020 年 1 月 . <https://www.amed.go.jp/news/seika/kenkyu/20200121.html>
4）国立研究開発法人日本医療研究開発機構. ゲノム医療における情報伝達プロセスに関する提言―その 2：次世代シークエンサーを用いた生殖細胞系列網羅的遺伝学的検査における具体的方針 (初版), 2019 年 3 月 . <https://www.amed.go.jp/news/seika/kenkyu/20190329.html>
5）国立研究開発法人日本医療研究開発機構. ゲノム医療における情報伝達プロセスに関する提言―その 2 (改訂版), 2020 年 1 月 . <https://www.amed.go.jp/news/seika/kenkyu/20200121.html>

6）国立研究開発法人日本医療研究開発機構 .（補足）がん遺伝子パネル検査二次的所見患者開示ミニマムリスト暫定案 , 2019 年 3 月 . <https://www.amed.go.jp/news/seika/kenkyu/20190329.html>

7）Pujol P, Vande Perre P, Faivre L, et al. Guidelines for reporting secondary findings of genome sequencing in cancer genes: the SFMPP recommendations. Eur J Hum Genet 2018; 26（12）: 1732-42. <https://www.nature.com/articles/s41431-018-0224-1.pdf>

8）Germline-Focused Analysis of Tumour-Only Sequencing: Recommendations from the ESMO Precision Medicine Working Group. Ann Oncol 2019 May 3. pii: mdz136. <https://academic.oup.com/annonc/article/30/8/1221/548524>

IV．ゲノム解析により得られる生殖細胞系列の遺伝情報の取扱いについて

2．遺伝学的検査により得られる遺伝情報の取扱い

櫻井　晃洋 *

要　旨

わが国の医療の中では、遺伝学的検査は主に遺伝子医療部門で実施され、情報も専門診療科において管理されてきた。しかし最近になって、多くの遺伝学的検査が保険収載され、それぞれの診療科でも遺伝情報をもとに診断や治療方針決定を行う場面が増えてきた。実際、2011 年に公開された日本医学会による「医療における遺伝学的検査・診断に関するガイドライン」でも、遺伝学的検査の説明と同意の取得は基本的に担当医が行うこと、遺伝学的検査の結果は他の診療情報と同様に診療録に記載することとしている。遺伝情報はがんゲノム医療を筆頭に、現在では一般診療における通常の情報として取り扱われる状況になっており、遺伝情報を扱うのは遺伝医療部門の専権事項ではない。しかし一方で、遺伝情報の特性による被検者への影響の大きさを考えた時には、十分な情報保護と配慮が必要である。被検者保護と情報の有効活用を両立させるためには、4 つの安全管理措置、すなわち組織的・技術的・物理的・人的安全管理措置のうちの「人的安全管理措置」の重要性が強調されるべきである。わが国の医療において、遺伝情報はどのように扱われるべきか、そのために必要な措置は何かについて、私見を交えて述べる。

KEY WORDS　遺伝子例外主義、ガイドライン、安全管理措置

I．遺伝情報の特性と遺伝学的検査に関するガイドライン

医療においては検体検査、病理検査、生理検査、画像検査など、さまざまな検査が行われるが、これらは基本的に特定の時間断面における被検者の健康状態を評価するものであり、別の時点で同じ検査を実施すれば異なる結果が得られる。これに対し遺伝情報は、1）生涯変わらない情報を扱うものであること（不変性）、2）その情報が血縁者に一定の確率で共有されること（共有性）、3）情報によって将来の健康状態（特定の疾患の罹患）がある程度正確に予測できること（予見性）、といった特性があるため、遺伝学的検査に関しては数多くのガイドラインが策定、公表されてきた（**表 1**）。これらはいずれも、検査の精度と有用性の保証、被検者保護を目的としており、米国疾病管理センターが提唱する ACCE モデルに則っているものである[1]。

Appropriate handling of genetic information
Akihiro Sakurai, MD, PhD

* Department of Medical Genetics and Genomics, Sapporo Medical University School of Medicine
　札幌医科大学医学部 遺伝医学 （〒 060-8556 札幌市中央区南 1 条西 17 丁目）

表 1　わが国で公開された遺伝学的検査に関する主要なガイドライン

ガイドライン名	公開年	策定団体（名称は公開時）
遺伝カウンセリング、出生前診断に関するガイドライン	1994	日本人類遺伝学会
遺伝性疾患の遺伝子診断に関するガイドライン	1995	日本人類遺伝学会
家族性腫瘍における遺伝子診断の研究とこれを応用した診療に関するガイドライン	2000	日本家族性腫瘍研究会
遺伝学的検査に関するガイドライン	2000	日本人類遺伝学会
遺伝学的検査に関するガイドライン	2003	遺伝関連 10 学会
ゲノム薬理学を適用する臨床研究と検査に関するガイドライン	2010	日本人類遺伝学会他　関連 5 団体
稀少遺伝性疾患の分子遺伝学的検査を実施する際のベストプラクティス・ガイドライン	2010	日本人類遺伝学会
医療における遺伝学的検査・診断に関するガイドライン	2011	日本医学会
ファーマコゲノミクス検査の運用指針	2012	日本人類遺伝学会　他

II. 遺伝情報は特殊な情報か？

　遺伝情報が他の生体情報と異なる特殊なものであるか否かについては長らく議論になってきた。遺伝情報が特別で他の情報とは異なるという考えは 1990 年代に George Annas らのグループによって強力に主張された[2]。彼らは DNA バンクにおける遺伝情報は "future diaries" であり、他とは異なる特別な保護や規制のもとに置かれる必要があることを強く訴えた。彼らは遺伝情報の特性として前述の予見性、共有性とともに、遺伝情報が優生学的政策に利用される懸念を強調し、遺伝子プライバシー法案の必要性を提言した[3]。実際これを受けた形で米国では 29 州で関連法案が法制化された。

　また、UNESCO は 2003 年に「ヒト遺伝情報に関する国際宣言」を公開し、その第 4 条（特別な地位）において、「（a）ヒト遺伝データは特別な地位を有する。なぜならば、i）ヒト遺伝データは個人に関する遺伝的素因の予測を可能にし、ii）世代を超え、子孫を含む家族に、そして場合によっては関与する人が属する集団全体に重大な影響を与える可能性があり、iii）生物学的試料を収集した時点では必ずしも知られていない重要な情報を含む

可能性があり、iv）人や集団にとって、文化的重要性を有しうるからである。（b）ヒト遺伝データのもつ機微性（sensitivity）に対し正当な配慮がなされるべきであり、またこれら情報と生物学的試料への適切なレベルでの保護が確立されるべきである。」と表明した[4]。

　2003 年にはわが国においても遺伝関連 10 学会から「遺伝学的検査に関するガイドライン」が公表された（以下「10 学会 GL」、表 1）。ここでは、個人の遺伝学的情報の機密保持のために、一般医療情報と遺伝学的情報は区別して保管されるべきであること、遺伝カウンセリングの内容は一般診療録とは別の記録簿に記載して保存すべきであること、としている。この理念は基本的には UNESCO の理念に沿っており、被検者保護を最重要視したものということができる。

　一方で、遺伝子プライバシー法案に対して「遺伝子例外主義」という概念でこれを強く批判したのが、Thomas Murray らのグループである。彼らは、少なくとも医療サービスを受けるという目的のもとでは遺伝情報は他の医療情報と本質的な違いはない、と論じ、Annas らが強調した 3 つの特性については、将来の健康状態を予見できるのは遺伝情報に限らないこと、血縁者と共有する医療

情報は遺伝情報以外にもさまざま存在すること、社会的差別や優生学的思想は遺伝情報によってのみ招来されるものではないこと、を提示して反論した[5]。同様に国際医化学協議会（CIOMS）も遺伝子例外主義に強く反対しており、「薬理遺伝学的データを含むすべての遺伝データは、広い範囲をもつ医学データの一部として考えられるべきであり、別個に分類されるべきではない」とした。

III. 一般診療における遺伝情報

確かに 10 学会 GL が公開された 2003 年当時は、まだ遺伝学的検査は一部の疾患に対してのみ提供され、解析も大学の研究室など、研究的側面を含む部分が多かった。しかし、その後多くの単一遺伝子疾患の遺伝学的検査が臨床的に実施可能となり、2006 年以降は遺伝性疾患の遺伝学的検査が徐々に保険適用の対象となるに伴い、10 学会 GL の理念が医療現場での円滑な診療にそぐわない部分が出てきた。こうした遺伝医療の一般化を受け、実情に沿う形で 2011 年に日本医学会から「医療における遺伝学的検査・診断に関するガイドライン」（以下「医学会 GL」、**表 1**）が公開された[6]。ここでは 10 学会 GL とは異なり、すでに発症している患者の診断を目的として行われた遺伝学的検査の結果は、「原則として、他の臨床検査の結果と同様に、患者の診療に関係する医療者が共有する情報として診療録に記載する必要がある。」と明記された。

この部分だけを切り取って読んでしまうと、医学会 GL は 10 学会 GL の考え方から大きく離れたように思えてしまうが、必ずしもそうではない。ガイドラインの本文には、遺伝情報にアクセスする医療関係者は、遺伝情報の特性を十分理解し、個人の遺伝情報を適切に扱うこと、検査を実施する医師自身が遺伝に関する十分な理解と知識および経験を持つことの重要性が記載されており、正しい理解のもとに被検者の保護と遺伝情報の有効

な活用を求めている。

ただ、実際には遺伝情報をどのように扱うべきかについて、医療機関における対応はさまざまであった。医学会 GL が公開された当時に全国遺伝子医療部門連絡会議が行った調査では、一般診療録と遺伝医療記録を切り離している施設、遺伝カウンセリング記録のみ切り離している施設、両者を切り離していない施設、がそれぞれ約 1/3 という結果であった。

IV. 遺伝医療の現状と医学会ガイドライン

医学会 GL が公開されてすでに 9 年を経過し、その間に遺伝医療は大きく進展した。特に臨床において遺伝情報の位置づけを大きく変えたのが、網羅的遺伝子解析とがんゲノム医療ということができる。両者が膨大な遺伝情報を臨床データとして活用することを前提とし、さらに後者は体細胞変異と生殖細胞系列変異の両者を扱う医療として急速に活用が広まり、2019 年には保険収載されるに至った一方で、その情報の理解や取扱いに現在でも少なからぬ混乱が見られている。

医学会 GL では上述のようにすでに発症している患者に対する遺伝学的検査の実施の主体や情報の扱いに関しては非常に明解な記載がなされているが、一方で発症前診断や非発症保因者診断においては、専門家による検査前後の遺伝カウンセリングの必要性には言及しているものの、得られた情報の取扱いについては一切触れられていない。当時の状況からは、まだコンセンサスが得られていなかったものと考えられる。また、当然のことながら医学会 GL では現在普及し始めた網羅的遺伝子解析や多遺伝子パネル検査のように複数の遺伝子を同時に解析する場合の医療対応や情報管理は想定されていない。そしてまさにその点で医療機関や担当医が対応に苦慮する状況が増えているのが実際のところである。ゲノム医療の現状に対応した指針・ガイドラインがない中で遺伝情報の取扱

いに困惑し、「とりあえず」遺伝子例外主義的な対応を続けている医療機関は少なくないと考えられる。

V. がん診療におけるゲノム情報

医学会 GL が公表された 9 年前には、がん領域における遺伝医療はもっぱら単一遺伝子疾患としての遺伝性腫瘍の診断がその対象であった。すなわち、診断時の年齢や臨床像、病理像、家族歴などから遺伝性腫瘍が疑われる患者を絞り込み、対象者に遺伝カウンセリングを行ったのちに遺伝学的検査によって診断を確定する、という流れが標準的なものである。ひとたび診断が確定すれば、患者に対しては、より正確な臨床経過や予後の予測が可能になり、疾患の特性に基づいた治療選択や効率的なサーベイランスさらにリスク低減医療につなげることが可能になり、リスクのある血縁者に対しては、遺伝カウンセリングののちに発症前遺伝学的検査を行い、病的バリアントを有する

血縁者に対しては早期からのサーベイランスの提供により、がんの早期診断、早期治療、さらにリスク低減治療も可能になる。

2018 年には PARP 阻害薬の適用を判断する目的で行う BRCA 遺伝学的検査（コンパニオン診断）が保険収載され、2019 年にはこれも抗腫瘍薬選択を目的とした癌関連遺伝子プロファイリング検査が保険収載された。これらの検査は治療方針決定を目的としたものではあるが、検査によって患者が遺伝性腫瘍の原因遺伝子の生殖細胞系列病的バリアントを保持していることが明らかとなる。こうした検査においては、遺伝性腫瘍を疑った場合のような遺伝カウンセリングのプロセスは経ていないことが多いが、得られる結果は遺伝性腫瘍の診断目的で行った検査で得られるものと同等の意義を有する（**図 1**）。今後はこのような流れで診断される遺伝性腫瘍がますます増えていくものと予想され、他の診療情報と遺伝情報を分けて診療を行うことが現実的ではないことが容易に理

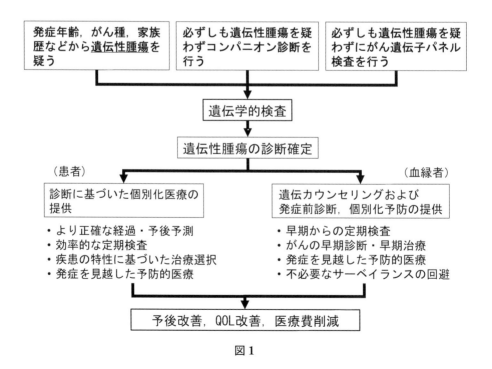

図 1

解される。

さらに付け加えれば、筆者は少なくとも遺伝性腫瘍に関しては既発症者と未発症変異保持者を区別すべきではないと考えている。例えば BRCA2 病的バリアント保持者で乳癌や前立腺癌を発症している患者は HBOC 既発症者であるし、非胆癌者は HBOC 未発症者とされるが、BRCA2 病的バリアントを有する肺癌患者も病名上は HBOC 未発症者ということになる。国民皆保険の日本の医療制度では、保険給付の対象は疾病や傷害を有する者に限られるため、未発症者は既発症者と区別せざるを得ないという法的な制約はあるものの、本来未発症者はもっとも先制医療の恩恵を受ける可能性がある集団である。TP53 の病的バリアントを保持していることを適切に診療録に記載しておくことで、不要な医療被曝も回避できる。

VI. 被検者の保護

もちろん既発症、未発症に関わらず、遺伝情報によって被検者が差別や不利益を受けることは断固として避けなければならない。たとえば米国では遺伝情報差別禁止法（Genetic Information Non-discrimination Act, GINA）が施行されており、健康保険や雇用において、遺伝情報に基づく差別的対応や、検査の要求を原則的に禁じている。同様の法律はカナダ、ドイツ、フランスなどでも制定されており、主に保険や雇用の分野における規制を行っている。また英国では人権法や平等法などをこの問題に適用する非立法的アプローチをとっている。

これに対しわが国は現時点で遺伝情報による差別や不利益から被検者を守る法律は存在しておらず、たとえば雇用においては個人情報保護法による抑止を行っている状況である。民間保険に関しては、現時点で遺伝情報や家系情報を申告する義務はない。

VII. 安全管理措置

筆者は遺伝子例外主義には明確に反対の立場をとっているが、被検者を不当な差別や不利益から守らなければならないという考えはいささかも揺らぐものではない。遺伝情報を広く有効活用し、かつ被検者を含む当事者を守るために必要なのが安全管理措置である。安全管理措置はもともと経済産業分野において適切に個人情報を保護するためにとるべき措置として示されたもので、個人情報保護法に条文として示され、個人情報保護委員会「個人情報保護法ガイドライン（通則編）」の中で具体的な内容が示されている。この理念は医療における個人情報保護にも適用できる[7]。

安全管理措置は組織的安全管理措置、物理的安全管理措置、技術的安全管理措置、人的安全管理措置の4つに分類される。組織的安全管理措置とは、情報管理の責任と権限を明確化し、安全管理規定などを整備運用するとともにその実施状況をモニタリングするといった措置で、具体的には 1) 組織体制整備、2) 個人情報の取扱いに関する規律に従った運用、3) 職員が取り扱う個人情報の範囲の明確化、4) 個人情報の取扱い状況の記録、5) 情報漏洩等に対応する体制の整備、を含む。物理的安全管理措置とは、盗難や紛失、不正な閲覧などによる情報漏洩を物理的に防止するための措置で、1) 個人情報を取り扱う区域の管理、2) 個人情報へのアクセス管理、3) 機器および電子媒体等の盗難防止、4) 電子媒体を持ち運ぶ際の漏洩等の防止、5) 個人情報の削除および機器・電子媒体等の廃棄、を含む。技術的安全管理措置とは、不正アクセスなどを防止するために講じる技術的側面からの措置で、1) アクセス制御、2) アクセス者の識別と認証、3) 外部からの不正アクセス等の防止、4) 情報システムの使用に伴う漏洩等の防止、を含む。

このようにみてくると、医療における遺伝情報は一般診療録との区別や電子カルテへのアクセス

制限など、主に物理的、技術的安全管理措置によって保護がはかられてきたことがわかる。しかしながらこうした措置では遺伝情報が一般診療の一部として用いられるようになった現状にそぐわないのも自明である。それゆえ、4 つ目の安全管理措置、すなわち人的安全管理措置の重要性が強調される。人的安全管理措置とは、情報の漏洩を防ぐためのルールについての教育と周知、その徹底であり、職員の教育・啓発、誓約書の提出、違反者に対する罰則が含まれる。9 年前に公表された医学会 GL にも、人的安全管理措置の必要性が明記されていることにお気づきいただけると思う。

ま と め

遺伝情報が究極の個人情報として特別な扱いを受けるべきか否かについては、30 年以上前から議論されてきたが、少なくとも医療において、遺伝情報を特別なものとして扱うことは、現在では

むしろ制約となり不利益となることのほうが多いと考えられる。遺伝情報の取扱いは遺伝医療の専門部門の専権事項ではなく、その意味でも遺伝子例外主義的な考えからは脱却しなければならない。しかしその一方で、生涯変わることがなく、血縁者にも影響を及ぼす可能性がある遺伝情報によって当事者が不利益を被ることがないようにするように、当事者と付随する情報を保護しなければならない。わが国においても遺伝子差別を禁止する法律が制定されることが理想であり、実際にそうした動きもあるが、当事者は今この瞬間も目の前にいる。単に立法府に期待しているだけでは医療者の責務は果たせない。遺伝情報を適切に活用し、かつ当事者を不利益から守る、そのための医療者の研鑽の必要性、遺伝医療の専門家による医療者、一般市民を対象とした教育・啓発活動の責務はますます大きい。

◆参考文献

1) 米国疾病管理センターホームページ. <https://www.cdc.gov/genomics/gtesting/ACCE/>
2) Annas GJ. Privacy rules for DNA data-banks. Protecting coded 'future diaries'. JAMA 1993; 270 (19): 2346-50.
3) Annas GJ, Glantz LH, Roche PA. Drafting the genetic privacy act: science, policy, and practical considerations. J Law Med Ethics 1995; 23 (4): 360-6.
4) UNESCO ホームページ <https://en.unesco.org/themes/ethics-science-and-technology/human-genetic-data>
5) Murray T. Genetic Exceptionalism and "future diary": Is genetic information different from other medical information? Genetic Secrets: Protecting privacy and confidentiality in the genetic era. Rothstein MA ed. Yale University Press. 1997: p.61-73.
6) 日本医学会ホームページ. <http://jams.med.or.jp/guideline/genetics-diagnosis.pdf>
7) 個人情報保護委員会ホームページ. <https://www.ppc.go.jp/files/pdf/201001_guidelines01.pdf>

参考資料

ゲノム医療における情報伝達プロセスに関する提言

その1：がん遺伝子パネル検査を中心に
【改定第2版】 20191211

その2：次世代シークエンサーを用いた
生殖細胞系列網羅的遺伝学的検査に
おける具体的方針
【改定版】 20191212

ゲノム医療における情報伝達プロセスに関する提言

その１：がん遺伝子パネル検査を中心に
【改定第２版】

20191211

１．はじめに

　次世代シークエンサー技術によるゲノム・遺伝子解析の極めて急激な高速化は、多数あるいはすべての遺伝子を一度に解析することを可能としており、日常診療にもその技術が応用されてきている。遺伝学的検査の実施に当たっては、日本医学会による「医療における遺伝学的検査・診断に関するガイドライン」（2011 年）[1]がその基本となるが、多数あるいは網羅的遺伝子の解析という観点から、従来の少数の目的遺伝子を解析する場合に加え新たな考え方や体制が求められている。

　また、がん細胞のゲノム・遺伝子検査は、本質的には、ヒト体細胞遺伝子の検査であるが、生殖細胞系列の遺伝子変異(病的バリアント)が同定されることが日常診療でも発生する状況となっており、いわゆる二次的所見に対する具体的な対応方針を整備する必要がある。

　さらには、分子標的治療薬や酵素補充療法などの新しい効果的な治療薬が次々と利用可能となっているが、対象分子の遺伝子の状態を正確に把握することが必要である場合が多い。このようなゲノム・遺伝子解析技術と治療薬の進歩は、人類共通の財産でもあり、それらを適切に結びつけるゲノム情報を用いた医療（ゲノム医療）の実用化が急務で、患者家族も含めたできるだけ多くの人々がその恩恵を受けることができることが求められる。

２．目的

　本提言は、医療の現場において、医療従事者が適切なプロセスを経てゲノム医療に係る情報伝達を行うことで、患者及び家族がゲノム医療について十分に理解し、開示されるゲノム情報が患者及び家族の医療及び健康管理のために適切に役立つことを目的とするものである。関連学会等をはじめとする全ての関係者・団体は高い倫理観を保持し、ゲノム医療が患者・家族・社会の理解及び信頼を得て有益なものとなるよう、本提言を尊重し、適切に対応することが求められる。

３．本提言の対象

　医療において、臨床検査として実施される次世代シークエンサーを用いた多数同時あるいは網羅的な遺伝子解析検査を対象とする。現時点で臨床実装が進みつつある下記の２つのものが、具体的な対象となるが、今後新たなものが追加される可能性がある。

ア）　がんの診断及び治療、予後予測のために、がん細胞の体細胞変異を検出する目的で実施されるいわゆるがん遺伝子パネル検査（がん遺伝子パネル検査においては、腫瘍部組織の

みを用いた検査と、腫瘍部組織と生殖細胞系列の変異を（正常細胞や採血等により）同時に調べる場合がある。前者の場合において、開示すべき生殖細胞系列の変異が疑われた際には、それを確認する検査が必要となる。別表 1 にそれらの検査における二次的所見に関するフローをまとめた）

イ）　難病等の診断及び治療のために実施される生殖細胞系列の全エクソーム解析および全ゲノム解析や疾患横断的遺伝子パネル解析などの網羅的解析

　生殖細胞系列の特定の遺伝子ないし遺伝子群を解析する遺伝学的検査については、日本医学会の「医療における遺伝学的検査・診断に関するガイドライン」[1]を参照すること。

　研究として実施される生殖細胞系列遺伝子解析については、その結果を患者に開示する場合でも、解析精度や確認手段、開示の体制、経費的な状況などが研究ごとに大きく異なると考えられることから、診断または治療を専ら目的とする医療を対象とした本提言の対象とはしない。ただし、研究で得られた結果の開示においても本提言の考え方を参考とすることはできる。また、ヒトゲノム・遺伝子解析研究に関する倫理指針[2]を順守することが求められる。

4．基本的考え方

　生殖細胞系列の遺伝情報の特性については、日本医学会による「医療における遺伝学的検査・診断に関するガイドライン」（2011 年）[1]に明記されているが、そのなかでも、一生涯変化しないこと、血縁者間で一部共有されていること、そして、血縁関係にある親族の遺伝型や表現型が比較的正確な確率で予測できる場合や、発症する前に将来の発症をほぼ確実に予測することができる場合があること、不適切に扱われた場合には患者および患者の血縁者に社会的不利益がもたらされる可能性があることについては、特に留意する必要がある。

　次世代シークエンサーにおいて見いだされる解析結果には、検査の主たる目的である「一次的所見」と以下に述べる「二次的所見」がある。検査の主たる目的については、時間をかけて詳細に患者に説明される必要があるが、二次的所見が発生しうることも必ず事前に説明し、理解を得る必要がある。

5．二次的所見の定義（注 1）

　従来「偶発的所見・二次的所見」と記載されることが多かったが、本提言では、明らかな病的変異について、本来の検査の目的である「一次的所見」と本来の目的ではないが解析対象となっている遺伝子の「二次的所見」に分けて呼ぶことを提唱する。

　従って、今回の対象においての二次的所見とは以下となる。

ア）において、生殖細胞系列に病的と確定できる遺伝子変異が見出されること

イ）において、診断目的とされた症候とは別の病的と確定できる遺伝子変異が見出されること

　ここでいう病的と確定できる遺伝子変異とは、日本医学会による「医療における遺伝学的検査・診断に関するガイドライン」(2011 年) [1]による「分析的妥当性」「臨床的妥当性」が確立した検査の対象遺伝子変異であり、具体的には短縮型機能喪失変異もしくは ClinVar や公的データベース等において、pathogenic と登録されている確実な病的変異とすることを原則とする。ただし、公的 DB 等に登録された情報についても、false positive である場合があるので、必要に応じて、臨床情報などを含めてエキスパートパネル（下記 6.(3)参照）において総合的に検討すること。

6．がん遺伝子パネル検査における具体的方針
（1）検査前説明実施における留意事項
　　① 　がん遺伝子パネル検査の実施前の説明は、がん薬物療法の専門家などの担当医が中心になり、下記の留意事項を遵守して実施すること。また、患者および家族の十分な説明に基づく理解を深めるために、補助的説明を行うスタッフを配置し、支援を受けられる体制を構築しておくことが望ましいこと
　　② 　患者およびその家族は、がんの告知や治療を説明された場合、その情報の理解で精一杯であることが多い。そのため、がん遺伝子パネル検査の説明をするタイミングには十分配慮すること
　　③ 　検査の主目的はがん治療であり、必要な治療（がん薬物療法や外科的治療、放射線治療など）の経験豊富な担当医または専門医が中心になり、事前の検査についての説明を十分な時間をかけて詳細に行うこと。その説明者自身が生殖細胞系列変異（がん遺伝子パネル検査においては二次的所見と同義）についても適切な説明をすること。説明者は二次的所見についても適切な研修を受けていることが望ましい
　　④ 　二次的所見が見いだされる可能性もあるので、配偶者や子などの家族等の同伴者に検査前の説明を一緒に聞いてもらうことが望ましいこと（これは、がん治療という観点からも望ましいことである。ただし、がん治療の時間的制約等のため同伴者を必須とはしない。また、結果開示時の同席については患者の意思を尊重すること）
　　⑤ 　しかしながら、二次的所見に関する事前の説明は、本来の検査目的の説明とのバランスに配慮しておこなうこと（本来の検査の目的はあくまでがんの治療であり、二次的所見についての説明が強調されすぎるのは本末転倒となる）
　　⑥ 　患者に十分理解いただいたうえで、治療法・予防法などの対処法が存在し、患者本人・血縁者の健康管理に有益と考えられる二次的所見が見いだされた場合の開示希望の有無について、原則として検査前に確認し(注 2)、同意書に記載してもらうこと。ただし、十分理解した上で知らないでいる権利もあることも説明すること
　　⑦ 　急な容体変化や死亡時のように本人に直接結果を伝えることが困難になった際などに備えて、二次的所見が血縁者の健康管理に役立つ場合に解析結果を伝えて良

い家族（代理人）とその連絡先を同意書に記載してもらうことができるような様式・記入枠等を用意しておくこと（氏名・連絡先が記載される「家族（代理人）」は、検査前の説明等の面談に同席しているなど、あらかじめ患者本人の病状やがん遺伝子パネル検査について知らされていることが望ましく、伝えられることについての意思が確認できることが望ましい。また、この記入欄は未記入とすることもできるし、後日記入することもできる）

⑧ 患者自身の関心や疑問、不安については、がん診療に関わる医療者でまず対応するとともに、不安の状況（がんの家族歴が多い、漠然とした「がん家系」の不安など）によっては、検査前説明時から必要に応じて、臨床遺伝専門医、認定遺伝カウンセラー等に支援を求められる体制を構築することが望ましいこと

⑨ 生殖細胞系列変異に関連する所見に伴って患者とその家系内に発生しうる、遺伝カウンセリングへのニーズに対応できる体制（遺伝子診療部門の設置、紹介体制等）が整備されていること

⑩ 上記の内容を患者・家族に十分に事前に理解頂いた上で、患者のインフォームド・コンセントを得ること

⑪ 腫瘍部組織のみを調べるパネル検査においては、治療法・予防法等の対処法が存在し、患者本人・血縁者の健康管理に有益と考えられる生殖細胞系列の変異が疑われる場合は、別途確認検査が必要になることを検査前に説明し、そのような二次的所見の疑いが生じた場合にそのことを聞きたいかどうかについて同意を得ること

⑫ 小児など患者が同意能力を欠くと判断される場合は、適切な代諾者に対して説明し、同意を得ることとなるが、患者の理解力に応じたインフォームド・アセントを得ることが望ましいこと

(2) 検査前の説明事項
① 罹患したがんそのものに関する情報（症状、治療(注3)、自然歴等）
② 本検査はがん細胞における遺伝子変化（体細胞遺伝子変異）を調べることを第一の目的とするものであること
③ がんの治療に役立つ遺伝子変異が見つかる可能性と見つからない可能性があること
④ 本解析結果により候補となる薬剤が見つかったとしても、既承認の医薬品の効能・効果の範囲外である場合や、国内未承認薬が含まれる場合があること
⑤ 上記理由により候補となる薬剤が見つかったとしても高額な費用負担等の理由により実際に治療をうけることが困難な場合が生じること
⑥ 解析に用いた検体の品質や量によっては解析自体が不成功に終わる可能性があること
⑦ 上記③-⑥について現時点でのおおよその成績を示すこと
⑧ 使用する検体とその採取方法、解析機関（海外の場合はその旨）、結果開示までの

おおよその日数と検査費用

⑨ 解析結果はエキスパートパネルで解釈され治療方針が検討されること及びがんゲノム医療（中核）拠点病院・連携病院間で情報が共有されること、また、がんに関わる医療者の教育や他の患者さんへの対応のために参考とさせていただくことがあること

⑩ 一定の確率（注４）[3)4)5)]で生殖細胞系列変異（がん遺伝子パネル検査においては二次的所見と同義）が発見されうること。ただし、全ての二次的所見が発見されるわけではないこと

⑪ 二次的所見によっては予想される表現型（がん以外のものもある）に対する対処法（治療法・予防法等）がある場合とない場合があること

⑫ 二次的所見が本人のみならず血縁者にも影響を与える可能性があること

⑬ 治療法・予防法などの対処法が存在し、患者本人・血縁者の健康管理に有益と考えられる二次的所見（遺伝性腫瘍の原因遺伝子など）が見いだされた場合にはその情報を積極的に活用することができること。このような情報を活用しないことが、不利益をもたらす場合もあること。ただし、十分理解した上で知らないでいる権利もあること。さらに、適切なタイミングでの意思決定や意思変更が可能であること

⑭ 対処法が存在しないあるいは明らかでない二次的所見の開示は困難であること（次世代シークエンサーを用いた解析では、膨大な量のデータが自動的に生成されるという性質があり、その中から検査の目的に合致するデータ（一次的所見）を拾い出し、その正確性を評価する必要がある。検査目的外の膨大なデータも同時に生成されるが、それらの評価（データが正確か、その病原性が確からしいかなど）を全て実施することは現実的に不可能であるため。）

⑮ がん遺伝子パネル検査のデータは、一次的所見も二次的所見も、多く蓄積されて今後の医療の発展と患者への還元に寄与することが期待されることから、個人情報が厳重に管理された状態で、共有されることが望ましいこと

⑯ 腫瘍部組織のみを用いて変異を調べるパネル検査においては、治療法・予防法などの対処法が存在し、患者本人・血縁者の健康管理に有益と考えられる生殖細胞系列の変異が疑われる場合は、別途確認検査が必要になること。しかし、そのような二次的所見の疑いについて聞かない、確認検査も実施しないという選択肢もあること

(3) 検査結果の検討

① がん遺伝子パネル検査の個別結果を関係者で総合的に検討するために、担当医、がん薬物療法の専門家、病理医、遺伝医療の専門家、遺伝カウンセリングの専門家である臨床遺伝専門医や認定遺伝カウンセラー、バイオインフォマティシャン、分子遺伝学やがんゲノム医療に関する知識を有する専門家、がん診療に携わる薬剤師、看護師、臨床検査技師、Clinical Research Coordinator (CRC)などによる多職種合

同のカンファレンス（エキスパートパネル）を定期的に開催すること（注5）

② エキスパートパネルでは、原則として以下の項目が検討される必要があること。(A)検査結果の分析的妥当性の判断（外部委託検査の場合はこの項目は含まれないこともある）、(B)VUS(Variant of Uncertain Significance)か病的変異かの判断、(C)一次的所見・二次的所見に該当するかの判断（(B)(C)を合わせて臨床的妥当性の判断）、(D)臨床的有用性の判断(同定された一次的所見・二次的所見を含む病的変異に関連する疾患の治療、予防法等の医療に関する検討)、(E) 倫理的法的社会的観点への配慮（結果開示の方法、医療の提供の方法など）（参考図1、別表2）

③ エキスパートパネルでは、治療に関する内容や留意点を検討する他、適応外の薬剤や国内未承認薬であった場合に、治験や先進医療、患者申出療養制度等の適切な制度下での臨床試験や治療に関する情報の提供、複数の薬剤が候補になった場合の対応についても検討し、検査結果（一次的所見）をどのように患者(場合によっては代理人)に伝えるかも含めて検討すること

④ エキスパートパネルにより検討される遺伝子パネル検査レポートの項目、エビデンスレベルによる分類、治療選択の記載については、日本臨床腫瘍学会・日本癌治療学会・日本癌学会合同「次世代シークエンサー等を用いた遺伝子パネル検査に基づくがん診療ガイダンス」（注6）[6]等 [7][8]を参考とすること

⑤ エキスパートパネルでは、一次的所見の検討が第一の課題であるが、二次的所見については、遺伝子ごとの異なる側面に注意しながら、下記の（4）に示すような開示すべきものが存在するか、確認検査が必要か、開示に伴う具体的なメリットは何か、開示に際しての留意点とその方法について十分討議すること。必要に応じて、二次的所見の関与する疾患の診療科や他の施設を含む専門家も交えて討議をすること

⑥ 腫瘍部組織のみを用いるパネル検査で、開示すべき二次的所見が疑われる場合において、生殖細胞系列変異の確認検査が必要な場合（注7）は、検査実施あるいは外部委託のための体制が整備されていること

⑦ 生殖細胞系列変異の確認検査が必要な場合は、そのための患者の負担増をできるだけ軽減するように、初期費用に算入するなどの検討を行うことが望ましい(注8)

（4）開示すべき二次的所見

① 臨床的に確立した治療法・予防法が存在し、患者本人・血縁者の健康管理に有益な所見で、精度高く病因として確実性の高いバリアント

② 具体的には短縮型機能欠失変異もしくは ClinVar や公的データベースに pathogenic とのみ登録されている確実な病的バリアント（注9）

③ 精度や確実性が十分でないため、患者や血縁者に精神的負担を与えたり、誤解を招いたりするおそれがあり、有益性が勝ることが明らかでない場合は開示対象としないこと

④ 開示対象遺伝子は生命への重篤性や治療・予防の可能性などから開示を推奨されている ACMG（American College of Medical Genetics and Genomics）recommendations[9)]で指定されている 59 遺伝子が参考となること（注 9）

⑤ 非発症保因者診断に利用される所見は、患者本人・家族の健康管理に直接有益な所見とは現時点ではいいにくいため、原則開示対象としないこと

（5）二次的所見の開示における留意点

① 開示希望について再度慎重に確認を行うこと（注 2）

② 事前の開示希望があり、開示すべき二次的所見が見いだされなかった場合及び腫瘍部組織のみを調べるパネル検査において開示すべき二次的所見が疑われなかった場合は、一次的所見の結果説明の際に担当医がその旨を伝えること。開示すべき二次的所見やその疑いが見いだされなかったことは二次的所見が存在しないことを意味するものではないことに留意すること。また、腫瘍部組織のみを調べるパネル検査において開示すべき二次的所見が疑われた場合は、二次的所見の確認検査について再度説明し、同意を得て実施すること

③ 開示すべき二次的所見が確定した場合、その開示は臨床遺伝専門医や認定遺伝カウンセラー等を含む適切なスタッフで構成され十分な遺伝カウンセリングが提供できる体制の下、プライバシーの確保された場所で行うこと

④ 二次的所見の関与する疾患の施設内外の診療科や専門家との連携を行うこと

⑤ 二次的所見の開示の時期は必ずしも一次的所見の開示と同時でなくてもよく、患者本人の治療経過や家族歴、家族の状況などにより総合的に判断すること（二次的所見によって必要とされる他の臓器のサーベイランスは、がんの治療中である患者本人にとっては、意義が小さいこともありうるため）

⑥ この場合、患者本人が遺伝カウンセリングを受けることに対する追加の費用負担はできるだけ軽減するよう各施設において検討することが望ましい（注 8）

⑦ また、状況に応じては、同意書に記載された「二次的所見が血縁者の健康管理に役立つ場合に、解析結果を伝えて良い家族（代理人）」への連絡を行って血縁者への遺伝カウンセリングを実施すること（注 1 0）（「家族（代理人）」に伝える二次的所見は、基本的に患者本人に伝える二次的所見と同一とする）

（6）継続的な遺伝カウンセリングと患者・家族・血縁者の支援

① 二次的所見が得られた患者やその血縁者については、定期的なサーベイランス等に確実に結びつけたり、より幅広い血縁者間での情報共有を図るため、継続的な遺伝カウンセリングを適切なタイミングで実施すること

② 血縁者が同一変異を保有するか調べる遺伝学的検査を実施できる体制を確立しておくこと

③ 相談支援センターや医療機関に設置されている心理支援体制（臨床心理士、緩和ケアチームなど）の紹介など患者・家族への継続的な支援を行うこと

7．難病の網羅的遺伝学的検査における具体的方針（注１１）

　「6．がん遺伝子パネル検査における具体的方針」と基本的に同様な考え方で、該当しない項目を削除すればよい。ただし、難病の場合に行われる全エクソームや全ゲノム検査では、検出される遺伝子変異の病因としての意味付けが明確にならないことが比較的多いこと、二次的所見の疾患分野が多岐に及ぶ可能性のあることなど、がん遺伝子パネル検査とは異なる特徴がある。多くは結果開示までの準備を周到に行うことが必要になり、十分な遺伝カウンセリングと、開示の希望があった二次的所見が見いだされた場合には新たな医療提供や紹介が必須となり、その費用を別途徴収する必要があろう。従って、難病の網羅的遺伝学的検査に関しては、別途提言を設けることとする（注１２）。

8．二次的所見への対応がより適切に実施可能となるための条件整備
　　①　ACMG59 遺伝子 9)など治療・予防法のある遺伝子変異所見の確認検査が診療として実施できること（具体的には実施する施設があり、保険診療や先進医療などにより、適切な検査費用で実施できること）
　　②　それらの検査の精度が十分なレベルにあること
　　③　検出された変異の病的意義を正しく判断できる集団特異的なデータベースなどがより整備されること
　　④　遺伝カウンセリング体制がより整備されること
などの条件が整えられていくことが前提であり、本提言とは別に検討されるべき課題である。

9．その他の課題

　なお、本提言に記載していない事項については、医療・介護関係事業者における個人情報の適切な取扱いのためのガイダンス（平成 29 年 4 月 14 日）
（https://www.mhlw.go.jp/file/06-Seisakujouhou-12600000-Seisakutoukatsukan/0000194232.pdf）を参照し、関連法令等を遵守して対応すること。

（注１）従来「偶発的所見・二次的所見」と記載されることが多かったが、本提言では、明らかな病的変異について、本来の検査の目的である「一次的所見」と本来の目的ではないが解析対象となっている遺伝子の「二次的所見」に分けて呼ぶことを提唱する。「偶発的所見」という用語は、あくまでも解析対象であることの意識が薄れる懸念があり、所見が発生した時の対応が後手に回ることにもつながるからである。この「二次的所見」の定義は、米国大統領委員会の答申 10)や ACMG のいう"secondary findings"の定義 5)とは若干異なる。米国大統領委員会の答申では、"secondary findings"は、「実施者は A を発見することを目的とし、かつ専門家の推奨による D も積極的に検索する」と説明されており、例と

して「ACMG はいかなる臨床目的でも大規模な遺伝学的解析を行う検査者は、24 の表現型形質の原因となるバリアントを検索すべきと推奨する」とある。ACMG の recommendations[11]では、24 疾患（現在は 27 疾患 59 遺伝子[9]）を患者が Opt-out しない限り、別に調べることを求めており、これで病的変異が見いだされた場合を"secondary findings"と呼んでいる。したがって、ACMG のいう"secondary findings"は治療法・予防法があり開示すべきもののみを指していると思われる。しかし、我が国では ACMG59 遺伝子[9]を actionable なものと限定することはまだできず、actionability は種々の状況で異なるもののため、米国と同じ"secondary findings"の定義を採用することはできない。ここで定義する「二次的所見」には、治療法・予防法があり開示すべきものとそうでないものを含むことになる。そのうえで、開示すべきかどうかエキスパートパネルにおいて慎重に検討する必要がある。また、遺伝性乳がん卵巣がん症候群の遺伝子診断結果に基づく治療や Lynch 症候群のスクリーニングにもなりうるマイクロサテライト不安定性検査の結果に基づく治療が始まっており、これらにおける生殖細胞系列遺伝子変異は、治療のための一次的な所見に近く、他の二次的所見に比較し、より重要性が高い。このように、がん遺伝子パネル検査における二次的所見としての遺伝性腫瘍の定義があいまいになりつつあることにも留意する必要がある。しかし、「がん遺伝子パネル検査において見いだされる生殖細胞系列の病的変異」の表現を毎回用いることは煩雑であり、全国のがんゲノム医療中核拠点病院・連携病院でのコミュニケーションを円滑に進めるためにも、それを「二次的所見」と呼ぶように提唱するものである。

（注2）二次的所見の開示希望については、検査前に意向を聞いた上で、開示前に確認を行うことを原則とするが、がん遺伝子パネル検査実施前に最終的意思決定をすることを必須とはせず、開示前までに確認するような対応を考慮してもよい。また、同意の撤回の権利があることも確認する必要がある。腫瘍部組織のみを調べるパネル検査において、生殖細胞系列の変異が疑われ、確認検査が必要となった場合は、確認検査の実施について、一次的所見を開示した際などにその希望を確認する必要がある。その際、臨床遺伝専門医や認定遺伝カウンセラーが患者説明に協力することが望ましい。

（注3）現時点でのがん薬物治療に関する情報（保険償還された薬剤の情報、国内未承認薬の治験の状況など）を含む説明が必要である。

（注4）一般にがん遺伝子パネル検査を施行すると、全体として数％の確率で生殖細胞系列変異が検出されるといわれているが[3)4)5)]、生殖細胞系列変異が検出される頻度は癌や集団間で異なる。例えば卵巣癌（卵管癌および腹膜癌を含む）においては、本邦で 11.7％、アシュケナージ系ユダヤ人で 29.0％の例で、*BRCA1* または *BRCA2* の生殖細胞列変異が存在することが報告されており）[12)13)]、がん遺伝子パネル検査を施行すると、これらの癌に潜在す

る生殖細胞系列変異が同定される可能性がある。

（注5）エキスパートパネルの構成員としては、「がんゲノム医療中核拠点病院等の整備に関する指針」を参照すること。また、構成員とその役割については参考図1および別表2を参考にすること。

（注6）本提言は、ゲノム医療における情報伝達プロセスにフォーカスを絞ったものであり、遺伝子パネル検査に基づくがん診療全体については、日本臨床腫瘍学会・日本癌治療学会・日本癌学会合同「次世代シークエンサー等を用いた遺伝子パネル検査に基づくがん診療ガイダンス」[6]が参照されるべきである。

（注7）がん遺伝子パネル検査においては、腫瘍部組織だけを用いて変異を調べる場合と、腫瘍部組織と生殖細胞系列の変異を（正常細胞や採血等により）同時に調べる場合がある。前者の場合において、遺伝子の種類、生殖細胞系列創始者変異に一致した変異、発症年齢、現病歴、既往歴、家族歴、アリル頻度、腫瘍細胞割合などの情報より生殖細胞系列の変異が疑わしいか総合的に判断する[14]。その判断には参考図2を参考とすることができる。生殖細胞系列の変異が疑わしい場合には、それを確認する検査が必要となる。一方同時に調べた場合において精度管理された解析がなされていれば、原則として再検査は必要ない。しかし、その解析に一定の精度管理がなされていない場合は確認検査を必要とする。

（注8）費用軽減のためには、二次的所見の開示に必要となる遺伝カウンセリング料等は最初の検査費用の中に算入しておくなどの方法がある。ただし、引き続いて患者の血縁者が別途遺伝カウンセリングを受ける場合や血縁者の遺伝学的検査の場合（6．(6) ①②）は必要な費用負担を求めることができるものとする。

（注9) Likely pathogenic バリアントの取扱いについてはエキスパートパネルで慎重に検討すること。バリアントの評価については ACMG ガイドライン[15]も参照すること。また、短縮型機能欠失変異であってもタンパクの C 末端近くに生じるナンセンス変異・フレームシフト変異はまれに病的といえないこともあるため、確実な病的ミスセンス変異として確立している変異よりも 5'側のバリアントであることが必要である。各種ガイドライン等で管理法が提唱されている遺伝子については個別に開示を検討すること

（注10)健康管理に役立つ二次的所見の血縁者への伝達については、まず患者本人から血縁者へ行うことを原則とするが、患者の病状などによっては医療者から伝達することも必要となる。その際、家族（代理人）に連絡を行うのは、診療科担当医か、遺伝カウンセリン

グ部門かは、医療者側と患者や家族（代理人）との関係や、患者の病状の説明の必要性などを考慮し、症例ごとに判断すること

(注 11)本提言の対象としては、生殖細胞系列の疾患群遺伝子パネル検査（通常数十～数百遺伝子程度までを調べるもの）は、概念的には二次的所見は生じえないものとして直接の対象とはしていない。しかしながら、多数の遺伝子を含む遺伝子パネル検査においては、当初想定されていなかった遺伝子に変異が見いだされる可能性もあることから、本提言の考え方を参考とすることができる。

(注 12)「ゲノム医療における情報伝達プロセスに関する提言　その 2 ：次世代シークエンサーを用いた生殖細胞系列網羅的遺伝学的検査における具体的方針」を参照のこと。

文献・参考資料

1 ）「医療における遺伝学的検査・診断に関するガイドライン」日本医学会（2011 年）
http://jams.med.or.jp/guideline/genetics-diagnosis.pdf

2 ）「ヒトゲノム・遺伝子解析研究に関する倫理指針」文部科学省、厚生労働省、経済産
業省(2017 年一部改正) http://www.mhlw.go.jp/file/06-Seisakujouhou-10600000-
Daijinkanboukouseikagakuka/0000153405.pdf

3 ）Meric-Bernstam F, Brusco L, Daniels M et al. Incidental germline variants in 1000
advanced cancers on a prospective somatic genomic profiling protocol. Ann Oncol
2016; 27: 795–800.

4 ）Kou T, Kanai M, Yamamoto Y, et al.　　Clinical sequencing using a next-generation
sequencing-based multiplex gene assay in patients with advanced solid tumors. Cancer
Sci. 2017;108:1440-1446.

5 ）Schrader KA, Cheng DT, Joseph V et al. Germline Variants in Targeted Tumor
Sequencing Using Matched Normal DNA. JAMA Oncol. 2016; 2:104-11.

6 ）日本臨床腫瘍学会・日本癌治療学会・日本癌学会合同「次世代シークエンサー等を用
いた遺伝子パネル検査に基づくがん診療ガイダンス」（2017 年 10 月 11 日）
http://www.jca.gr.jp/researcher/topics/2017/files/20171013.pdf

7 ）同　別表1　エビデンスレベル分類
http://www.jca.gr.jp/researcher/topics/2017/files/20171013_guidance_1.pdf

8 ）同　別表2　エビデンスレベル
http://www.jca.gr.jp/researcher/topics/2017/files/20171013_guidance_2.pdf

9 ）Sarah S. Kalia ScM, Adelman K, et al.: Recommendations for reporting of secondary
findings in clinical exome and genome sequencing, 2016 update (ACMG SF v2.0): a
policy statement of the American College of Medical Genetics and Genomics. 2016,
Genet Med advance online publication, November 17, doi:10.1038/gim.2016.190

1 0 ）　ANTICIPATE and COMMUNICATE Ethical Management of Incidental and
Secondary Findings in the Clinical, Research, and Direct-to-Consumer Contexts.
Presidential Commission for the Study of Bioethical Issues. Dec 2013
http://bioethics.gov/sites/default/files/FINALAnticipateCommunicate_PCSBI_0.pdf

1 1 ）　ACMG Board of Directors.: ACMG policy statement: updated recommendations
regarding analysis and reporting of secondary findings in clinical genome-scale
sequencing　Genet Med 17: 68-69, 2014.

1 2 ）　Hirasawa A, Imoto I, Naruto T, et al.: Prevalence of pathogenic germline variants
detected by multigene sequencing in unselected Japanese patients with ovarian cancer.
Oncotarget 2017; ; 8(68):112258-112267.

1 3 ）　Modan B, Hartge P, Hirsh-Yechezkel G, et al. Parity, oral contraceptives, and the

risk of ovarian cancer among carriers and noncarriers of a BRCA1 or BRCA2 mutation. N Engl J Med 2001; 345: 235–240.

１４） Li MM, Datto M, Duncavage EJ, Kulkarni S, Lindeman NI, Roy S, Tsimberidou AM, Vnencak-Jones CL, Wolff DJ, Younes A, Nikiforova MN. Standards and Guidelines for the Interpretation and Reporting of Sequence Variants in Cancer: A Joint Consensus Recommendation of the Association for Molecular Pathology, American Society of Clinical Oncology, and College of American Pathologists. J Mol Diagn. 19:4-23. 2017

１５） Richards S, Aziz N, Bale S, et al. on behalf of the ACMG Laboratory Quality Assurance Committee. Standards and guidelines for the interpretation of sequence variants: a joint consensus recommendation of the American College of Medical Genetics and Genomics and the Association for Molecular Pathology. Genet Med 17:405–423, 2015

AMED　ゲノム創薬基盤推進研究事業
ゲノム情報研究の医療への実利用を促進する研究（ゲノム創薬研究の推進に係る課題解決
に関する研究 ）
A-②：ゲノム情報患者還元課題
「医療現場でのゲノム情報の適切な開示のための体制整備に関する研究」

研究開発代表者	小杉眞司	京都大学大学院医学研究科医療倫理学・遺伝医療学
研究開発分担者	金井雅史	京都大学大学院医学研究科臨床腫瘍薬理学・緩和医療学
研究開発分担者	川目　裕	東北大学 東北メディカルメガバンク機構　遺伝子診療支援・遺伝カウンセリング分野
		東京慈恵会医科大学附属病院　遺伝診療部
研究開発分担者	後藤雄一	国立精神・神経医療研究センター　メディカル・ゲノムセンター
研究開発分担者	櫻井晃洋	札幌医科大学医学部遺伝医学
研究協力者	武藤　学	京都大学大学院医学研究科腫瘍薬物治療学
研究協力者	宮本恵宏	国立循環器病研究センター　ゲノム医療支援部
研究協力者	三宅秀彦	お茶の水女子大学大学院　人間文化創成科学研究科　ライフサイエンス専攻 遺伝カウンセリングコース
研究協力者	孫　徹	国立循環器病研究センター　ゲノム医療支援部／創薬オミックス解析センターオミックス解析推進室
研究協力者	和田敬仁	京都大学大学院医学研究科医療倫理学・遺伝医療学
研究協力者	山田崇弘	京都大学医学部附属病院遺伝子診療部
研究協力者	平沢晃	岡山大学大学院医歯薬学総合研究科
研究協力者	松本繁巳	京都大学大学院医学研究科腫瘍薬物治療学
研究協力者	高　忠之	京都大学大学院医学研究科腫瘍薬物治療学
研究協力者	西垣昌和	京都大学大学院医学研究科人間健康科学系専攻
研究協力者	佐藤智佳	関西医科大学　病態検査学
研究協力者	赤羽智子	慶應義塾大学医学部産婦人科学教室
研究協力者	清水玲子	国立精神・神経医療研究センター
研究協力者	宮﨑幸子	札幌医科大学附属病院
研究協力者	井本逸勢	愛知県がんセンター研究所
研究協力者	本田明夏	京都大学大学院医学研究科医療倫理学
研究協力者	稲葉　慧	京都大学大学院医学研究科医療倫理学
研究協力者	松川愛未	京都大学大学院医学研究科医療倫理学
研究協力者	森田瑞樹	岡山大学大学院医歯薬学総合研究科
研究協力者	難波栄二	鳥取大学　研究推進機構

研究協力者	原田直樹	京都大学 iPS 細胞研究所
研究協力者	近藤知大	京都大学医学部附属病院遺伝子診療部・腫瘍内科
研究協力者	吉岡正博	京都大学医学部附属病院遺伝子診療部
研究協力者	山本佳宏	京都大学医学部附属病院腫瘍内科
研究協力者	秋山奈々	千葉県こども病院　こども・家族支援センター
研究協力者	平岡弓枝	国立がん研究センター東病院　遺伝子診療部門
研究協力者	高嶺恵理子	東京医科歯科大学医学部附属病院　腫瘍センター/遺伝子診療科
研究協力者	川崎秀徳	京都大学大学院医学研究科医療倫理学・遺伝医療学
研究協力者	村上裕美	京都大学医学部附属病院遺伝子診療部
研究協力者	鳥嶋雅子	京都大学医学部附属病院遺伝子診療部
研究協力者	中川奈保子	京都大学大学院医学研究科医療倫理学・遺伝医療学

謝辞

　本提言の作成にあたり、日本癌学会、日本臨床腫瘍学会、日本癌治療学会、日本人類遺伝学会、日本遺伝カウンセリング学会、日本遺伝子診療学会、全国遺伝子医療部門連絡会議、がんゲノム医療中核拠点病院等連絡会議（インフォームド・コンセントワーキンググループおよび二次的所見サブワーキンググループ）等、および東京大学名誉教授・武蔵野大学法学部特任教授樋口範雄氏より、多くの建設的なご意見をいただきましたことに深謝いたします。

別表1　がん遺伝子パネル検査における二次的所見に関連する説明・同意のフロー

T/N ペア検査：腫瘍部組織と生殖細胞系列の変異を（正常細胞や採血等により）同時に調べるパネル検査

T only 検査：腫瘍部組織のみを調べるパネル検査

	T/N ペア検査	T only 検査
検査前説明	二次的所見*が生じうること	二次的所見の疑いが生じうること 二次的所見を確認するには、追加の確認検査が必要なこと
検査前同意	二次的所見を聞くか？	二次的所見の疑いについて聞くか？
検査の実施	がん組織と血液に対して実施	がん組織のみに対して実施
エキスパートパネル	二次的所見があるか？	二次的所見の疑いがあるか？ 確認検査が実施可能か？
結果開示	一次的所見と二次的所見（同時でなくてもいい）	二次的所見の疑いがあること
結果開示時同意		二次的所見の確認検査を受けるか？
確認検査の実施		採血して実施
結果開示		二次的所見

*この表での「二次的所見」とは、開示すべき（対処法のある）二次的所見を意味する。

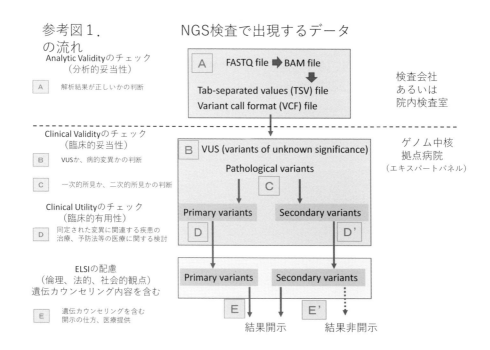

参考図1. の流れ　NGS検査で出現するデータ

別表 2．がんゲノム医療エキスパートパネル構成員と役割　◎：中心となる構成員、○：議論に参加して欲しい構成員、△場合による

プロセス	がんゲノム医療中核拠点病院等の整備に関する指針におけるエキスパートパネルの構成要件。II 2 1(2)②エ(*)はエキスパートパネル参加は要件ではないが望ましいと思われる)	(ア)がん薬物療法の専門家	(イ)遺伝医療の専門家	(ウ)遺伝カウンセリングの専門家	(エ)病理医	(オ)がんゲノム医療の専門家#	(カ)バイオインフォマティシャン	(キ)担当医	*説明補助・遺伝カウンセリングに繋ぐ人	CRC	がん診療に携わる看護師	がん診療に携わる薬剤師	がん診療に携わる臨床検査技師・臨床検査医
	がんゲノム中核拠点要件	○	○	○	○	○	○	○	○				
A	解析結果が正しいかの判断	○			○	○	◎						○
B	VUSか、病的変異かの判断	○	○	○		◎	○						
C	一次所見か、二次所見かの判断	○	◎	○	△*	○		○					
D	同定された変異に関連する疾患の治療、予防法等の医療に関する検討	◎	○	○		○						○	
E	遺伝カウンセリングを含む開示の仕方、医療提供	○	○	◎		○		○	○		○		

#分子遺伝学やがんゲノム医療に関する知識を有する専門家

*最初がん細胞のみしか調べない場合は、がん細胞の割合なども二次的所見の判断に必要

参考図 2

腫瘍細胞のみを対象としたがん遺伝子パネル検査における
二次的所見の生殖細胞系列確認検査運用指針例

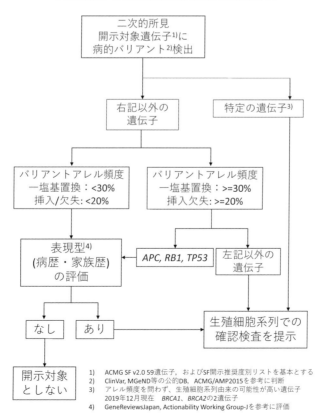

1) ACMG SF v2.0 59遺伝子，およびSF開示推奨度別リストを基本とする
2) ClinVar, MGeND等の公的DB，ACMG/AMP2015を参考に判断
3) アレル頻度を問わず、生殖細胞系列由来の可能性が高い遺伝子
　2019年12月現在　BRCA1、BRCA2の2遺伝子
4) GeneReviewsJapan, Actionability Working Group-Jを参考に評価

がん遺伝子パネル検査　二次的所見　患者開示　推奨度別リスト（Ver2.1_20200215）

Potentially Actionable SF Gene List			NCC Oncopanel		Foundation One CDx	開示推奨度	T-only panel における Germline test の必要性
Gene	Major Phenotype	備考	tumor	germline	tumor	注 1	注 2
APC	FAP		○	○	○	AAA	△
ATM	Breast Ca		○		○	A	◎
BAP1	Malignant Mesothelioma etc.		○		○	B	
BMPR1A	Juvenile Polyposis					AA	
BRCA1	HBOC		○	○	○	AAA	◎
BRCA2	HBOC		○	○	○	AAA	◎
BRIP1	Ovarian Ca				○	A	◎
CDH1	Diffuse Gastric Ca				○	AA	○
CDK4	Melanoma		○		○	B	○
CDKN2A	Melanoma/Pancreatic Ca		○		○	A	○
CHEK2	Breast Ca		○		○	A	○
EPCAM	Lynch	Deletion				AA	
FH	Hereditary Leiomyomatosis and Renal Cell Ca				○	B	○
FLCN	Birt-Hogg-Dube syndrome				○	B	○
MAX	HPPS					B	
MEN1	MEN1				○	AAA	○
MET	GIST		○		○	B	
MLH1	Lynch		○	○	○	AAA	◎
MSH2	Lynch		○	○	○	AAA	◎
MSH6	Lynch				○	AAA	◎
MUTYH	MAP	Biallelic			○	AA	◎
NBN	Breast Ca				○	A	
NF1	NF1		○		○	A	△
NF2	NF2				○	AA	○
PALB2	Breast Ca		○		○	AA	◎
PMS2	Lynch				○	AAA	◎
POLD1	Colon Ca		○		○	B	
POLE	Colon Ca		○		○	B	○
POT1	Malignant Melanoma					B	
PTEN	PTEN hamartoma		○	○	○	AA	△
RAD51C	Ovarian Ca		○		○	A	◎
RAD51D	Ovarian Ca				○	A	◎
RB1	Retinoblastoma		○	○	○	AAA	△
RET	MEN2		○	○	○	AAA	◎
SDHA	HPPS				○	A	
SDHAF2	HPPS					AA	◎
SDHB	HPPS				○	AA	◎

Gene	Disease					Grade	開示
SDHC	HPPS				○	AA	◎
SDHD	HPPS				○	AA	◎
SMAD3	Loeys-Dietz	non-tumor				A	
SMAD4	Juvenile Polyposis		○	○	○	AA	○
STK11	Peutz-Jeghers		○	○	○	AA	△
TERF2IP						B	
TERT	Acute Myeloid Leukemia					B	
TGFBR1	Loeys-Dietz	non-tumor				A	
TGFBR2	Loeys-Dietz	non-tumor			○	A	
TMEM127	Pheochromocytoma					B	
TP53	Li-Fraumeni		○	○	○	AA	△
TSC1	Tuberous Sclerosis		○	○	○	AA	○
TSC2	Tuberous Sclerosis				○	AA	◎
VHL	VHL		○	○	○	AAA	◎
WT1	WT1-related Wilms				○	AA	○

（注1）二次的所見が明らかになった際の開示推奨度

Grade （開示推奨度）	説明
AAA	・我国で変異キャリアに対する診療方針のガイドラインが存在する（ミニマムリスト 2019.1.21 版のもの）
AA	・ACMG59 遺伝子（ACMG SF v2）で遺伝性腫瘍原因遺伝子 ・NCCN ガイドラインのうち、下記の主要論文で一致して開示推奨されているもの
A	・NCCN ガイドラインの内、下記の主要論文での開示推奨が一致していないもの ・下記の主要論文で一致して強い開示推奨あるもの ・ACMG59 遺伝子（ACMG SF v2）で遺伝性腫瘍以外の原因遺伝子
B	・一論文でのみ開示推奨のあるもの

1) Guidelines for reporting secondary findings of genome sequencing in cancer genes: the SFMPP recommendations. Pujol P, Vande Perre P, Faivre L, et al.　Eur J Hum Genet. 26(12):1732-1742 (2018).

2) When Should Tumor Genomic Profiling Prompt Consideration of Germline Testing? DeLeonardis K, Hogan L, Cannistra SA, et al. J Oncol Pract 15:465-473 (2019)　Table 2. Established Cancer Susceptibility Gene and Primary Associated Cancer Risks.

3) Germline-Focused Analysis of Tumour-Only Sequencing: Recommendations from the ESMO Precision Medicine Working Group. Mandelker D, Donoghue MTA. Talukdar S, et al. Ann Oncol. 30(8)1221–1231 (2019)

4) Tumor-Based Genetic Testing and Familial Cancer Risk. Forman A and Sotelo J. Cold Spring Harb Perspect Med. 2019 Sep 30. pii: a036590. doi: 10.1101/cshperspect.a036590. [Epub ahead of print] Table 4. Hereditary cancer risk gene e and screening implications.

（注 2）T-only panel で germline mutation を疑った検査をするか？

Grade	説明	根拠
◎	必ず疑って検査する	下記のいずれかの主要論文で無条件で推奨されている
○	できるだけ検査する	下記のいずれかの主要論文で、条件付きで推奨されている
記載なし	可能なら検査する	
△	臨床的に強く疑われ、特別な場合だけ検査する	臨床的に疑わしい場合のみ（むしろ、積極的に検査しない方向）*P53*、*APC* など

1) Germline-Focused Analysis of Tumour-Only Sequencing: Recommendations from the ESMO Precision Medicine Working Group. Mandelker D, Donoghue MTA. et al. Ann Oncol. 2019 May 3. pii: mdz136. doi: 10.1093/annonc/mdz136. htt

2) ps://academic.oup.com/annonc/article/30/8/1221/5485244

2) Identification and Confirmation of Potentially Actionable Germline Mutations in Tumor-Only Genomic Sequencing. Clark DF, Maxwell KN, Powers J, et al. JCO Precision Oncol

DOI https://doi.org/10.1200/PO.19.00076

Table 1. Genes Evaluated for inclusion in the Somatic Referral Pipeline.

3) Tumor-Based Genetic Testing and Familial Cancer Risk. Forman A and Sotelo J. Cold Spring Harb Perspect Med. 2019 Sep 30. pii: a036590. doi: 10.1101/cshperspect.a036590. [Epub ahead of print]

＜注意事項＞

・本リストは「ミニマムリスト」（がん遺伝子パネル検査 二次的所見 患者開示 Grade1 ミニマムリスト案（Ver1.2_20190121）https://www.amed.go.jp/content/000045428.pdf）の改訂版である。

・シングルサイト検査が外注検査として実施できることが大前提であり、本リストの遺伝子はそれが確認されている。

・「ミニマムリスト」作成時(2019 年 1 月 21 日)は、シングルサイト検査を外注検査として実施できるものが極めて限られていたが、現時点では大半のものが実施可能となっており、大きく状況が変化している

・現在、NCC オンコパネルにおいては、ACMG59 遺伝子以外の germline（末梢血検体）の結果は返却されない。ACMG59 遺伝子以外の結果は、(腫瘍検体)—(末梢血検体)との差で表示されるため、germlineのバリアントは存在してもマスクされ、疑うこともできなくなる場合が多い。ただし、今後結果レポートの様式が変わる可能性はある。

・実際に開示するかどうかやその際の留意点等は、エキスパートパネルで十分検討される必要がある。

AMED　ゲノム創薬基盤推進研究事業　ゲノム情報患者還元課題
「医療現場でのゲノム情報の適切な開示のための体制整備に関する研究」研究班
研究代表者　京都大学大学院医学研究科 小杉眞司

ゲノム医療における情報伝達プロセスに関する提言

その２：次世代シークエンサーを用いた生殖細胞系列網羅的遺伝学的検査における具体的方針
【改定版】

20191212

　本提言は、臨床検査として実施される次世代シークエンサー等を用いた生殖細胞系列網羅的遺伝学的検査の際の対応を目的としている。しかしながら、2019 年時点において、我が国で臨床検査として実施されている生殖細胞系列遺伝学的検査は、保険診療となっているもので 79 疾患、先進医療や自由診療として実施されているものを含めても 180 疾患程度にとどまっている。次世代シークエンサーを用いた全エクソーム解析・全ゲノム解析検査などの生殖細胞系列網羅的解析については、我が国においてはすべて研究としての解析であり、近未来的にも本格的な臨床検査として実施される可能性は高くないかもしれない。この点において、いわゆるがん遺伝子パネル検査の状況とは大きく異なる。

　米国等では、数年以上前から、臨床検査として生殖細胞系列全エクソーム解析等の網羅的解析検査が実施されている状況に鑑み、我が国においても将来的な対応を目指した検討が必要である。AMED（国立研究開発法人日本医療研究開発機構）の重要な研究事業である IRUD（未診断疾患イニシアチブ）においては、遺伝性疾患が疑われる未診断患者に対して生殖細胞系列全エクソーム解析を実施しているが、研究としての解析であり、二次的所見（注 1）の返却は実施していない。しかし、診断を目的とした生殖細胞系列全エクソーム解析等が臨床検査として実施される際には、臨床的に有用な二次的所見の開示を検討する必要がある。その時点を見通しての提言を行う。

　遺伝性疾患疑い患者の診断目的に行われる生殖細胞系列網羅的遺伝学的検査では、検出されるバリアント(標準配列と異なる塩基配列）の病因としての意味付けが明確にならないことが比較的多いこと、二次的所見の疾患分野が多岐に及ぶ可能性のあることなど、がん遺伝子パネル検査とは異なる特徴がある。結果開示までの準備をより周到に行うことが必要であり、十分な遺伝カウンセリングを行うとともに、開示の希望があった二次的所見が見いだされた場合には新たな医療の提供や係る疾患領域の専門医への紹介が必須となる。

　生殖細胞系列網羅的遺伝学的検査は、日本医学会による医療における遺伝学的検査・診断に関するガイドライン（http://jams.med.or.jp/guideline/genetics-diagnosis.pdf）が作成された当時（2011 年）には我が国ではほとんど想定されていなかったものである。また、がん遺伝子パネル検査とは、大きく性質が異なるが、今後、全ての医療領域において重要な検査となっていくと考えられるため、関係学会等をはじめとする全ての関係者・団体は高い倫理観を保持し、ゲノム医療が患者・家族・社会の理解及び信頼を得て有益なものとなるよう、本提言を尊重し、適切に対応することが求められる。

（1）本提言の対象とする次世代シークエンンサーを用いた生殖細胞系列網羅的遺伝学的検査（注2）

　臨床検査として、医療法及び臨床検査技師法に基づき、診療の用に供する目的で、医療機関または登録衛生検査所において実施されるものであり、通常、保険診療あるいは、先進医療を含む自費診療として行われるものを指す。

① 臨床検査として実施される全ゲノムシーケンスなどの全ゲノム解析検査
② 臨床検査として実施される全エクソーム解析検査
③ 臨床検査として実施される疾患群横断的パネル検査
④ 研究として実施された上記①～③に相当する解析の結果を、臨床検査として確認し、その検査結果を患者に開示する場合

　なお、ヒトゲノム・遺伝子解析研究の結果は、被検者に所属するものであるため、インフォームド・コンセントの内容によっては被検者に返却することが可能である。しかし、これは臨床検査の結果ではないので、診療の用に供する場合に求められる精度管理が制度的に行われているものではないことに留意の上、慎重かつ適切に取り扱う必要がある。特に、研究の限界を被検者に十分理解いただくことが重要である。また、このような研究の結果の返却の場合においても、本提言の趣旨を参考とすること。

（2）検査実施における留意事項

① 網羅的遺伝学的検査を行う場合には、遺伝子医療部門（遺伝カウンセリング体制が整っており、診療科と連携する組織）が構築されていることが必要である。遺伝子医療部門の構成要件としては、認定遺伝カウンセラー及び複数の臨床遺伝専門医が常勤職として勤務していること、遺伝子医療部門が連携したカンファレンスが定期的に開催されていること、臨床遺伝専門医制度の研修施設であること、全国遺伝子医療部門連絡会議に加盟していることなどが望ましい

② 生殖細胞系列網羅的遺伝学的検査の結果解釈においては、臨床情報が極めて重要なことから、他の臨床検査を含む必要な臨床情報を十分収集し、可能な一般的な遺伝学的検査（染色体検査、候補遺伝子の検査、疾患群パネル検査など）を実施してから、生殖細胞系列網羅的遺伝学的検査を検討することを原則とする。しかし、状況によっては最初から網羅的解析を実施する方が効率的である場合もあり、柔軟に対応すること

③ 検査の主目的はこれまで不明であった診断を確定することであるが、その結果は血縁者も共有しうる情報となるため、検査の実施前の説明は、患者の症状を専門とする担当医または専門医と臨床遺伝専門医や認定遺伝カウンセラーなどの遺伝医療の専門家が密接に連携しながら、十分な時間をかけて行い、二次的所見についても適切な説明をすること

④　一次的所見が血縁者の健康状態や健康管理、生殖行動などに影響する可能性や、二次的所見が見いだされる可能性があり、患者のみならず、両親や同胞の解析を同時に行うこともあるので、両親や同胞などの家族等の同伴者にも適切な情報提供を行うことが望ましいこと

⑤　しかしながら、二次的所見に関する事前の説明は、本来の検査目的の説明とのバランスに配慮しておこなうこと（本来の検査の目的はあくまで現在の疾病の診断であり、二次的所見についての説明が強調されすぎるのは本末転倒となる）

⑥　患者に十分理解いただいたうえで、治療法・予防法などの対処法が存在し、患者本人・血縁者の健康管理に有益と考えられる二次的所見が見いだされた場合の開示希望の有無について、原則として検査前に十分に説明した上で確認し(注3)、同意書に記載してもらうこと。ただし、十分理解した上で知らないでいる権利もあることも説明すること

⑦　急な容体変化や死亡時のように本人に直接結果を伝えることが困難になった際などに備えて、一次的所見及び二次的所見が血縁者の健康管理に役立つ場合に解析結果を伝えて良い家族（代理人）とその連絡先を同意書に記載してもらうことができるような様式・記入枠等を用意しておくことが望ましい（氏名・連絡先が記載される「家族（代理人）」は、検査前の説明等の面談に同席しているなど、あらかじめ患者本人の病状や網羅的遺伝学的検査について知らされていることが望ましく、伝えられることについての意思が確認できることが望ましい。また、この記入欄は未記入とすることもできるし、後日記入することもできる）

⑧　上記の内容を患者・家族に十分に事前に理解頂いた上で、患者のインフォームド・コンセントを得ること

⑨　生殖細胞系列網羅的遺伝学的検査は、上記に述べたような側面の他に、必ずしも一次的結果の得られる確率が高くないこと、確定的な結果が得られない場合があること、親が未発症者や保因者であることが判明する可能性などのあることから、その心理社会的側面への影響は大きいと考えられる。これらのことに加えて、検査を希望する理由や検査への期待を話し合う検査前の遺伝カウンセリングが重要であること

⑩　小児など患者が同意能力を欠くと判断される場合は、適切な代諾者に対して説明し、同意を得ることとなるが、患者の理解力に応じたインフォームド・アセントを得ることが望ましいこと

(3) 検査前の説明事項

①　これまでの経過と実施した検査及びその結果の確認、担当医が行ってきた診断の過程及び網羅的遺伝学的検査が提案される理由

②　本検査は現在の症候を起こしている原因を調べ、診断を確定することを第一の目的とするものであること

③ 現在の症候を起こしている病的遺伝子変異（病的バリアント）が見つかる可能性（とのその予想される確率）と見つからない可能性があること（注4）。

④ 診断の確定は医療の基本であり、診療上の必要性より行われる重要な検査であること。しかし、現在の症候を起こしている病的遺伝子変異が見つかったとしても、直ちに治療法に結びつくとは限らないこと、今後の健康管理法や自然歴について明らかになるとは限らないこと、生命予後に重大な影響を与える可能性があること

⑤ また、病的意義についての評価は、現時点での最大限の努力と最新の情報に基づいてなされるものであるが、研究の積み重ねにより新規の知見が集積することにより、後日解釈が変更される可能性があること

⑥ これまでに報告が全くあるいはほとんどない遺伝子の変異であるなど、見いだされた遺伝子変異によっては、追加の臨床検査などが必要になること、さらに真に病因であるかどうかは今後の研究成果などを参照する必要がある場合もあること

⑦ 多数のバリアントの病的意義を検討するため、患者の両親や同胞などの血縁者の解析を同時に行い、比較することが重要である場合があること

⑧ 次世代シークエンサーの技術的な限界等により、大きな構造変化や欠失などが検出されないこともあるため、一次的所見が得られないことが、遺伝性疾患を否定するものではないこと

⑨ 得られる一次的所見（疾患の原因遺伝子変異）は血縁者に共有されている可能性があり、血縁者の健康状態や健康管理、生殖行動などに影響する可能性があること

⑩ 一定の確率（注5）で、現在の症状と関係のないと考えられる病的変異（二次的所見）が発見されうること。ただし、全ての二次的所見が発見されるわけではないこと

⑪ 二次的所見によっては予想される表現型に対する対処法（治療法・予防法など）がある場合とない場合があること

⑫ 二次的所見が本人のみならず血縁者にも影響を与える可能性があること

⑬ 治療法・予防法などの対処法が存在し、患者本人・血縁者の健康管理に有益と考えられる二次的所見（遺伝性腫瘍や循環器疾患など）が見いだされた場合にはその情報を積極的に活用することができること。このような情報を活用しないことが、不利益をもたらす場合もあること。ただし、十分理解した上で知らないでいる権利もあること。さらに、適切なタイミングでの意思決定や意思変更が可能であること

⑭ 対処法が存在しないあるいは明らかでない二次的所見の開示は困難であること（次世代シークエンサーを用いた解析では、膨大な量のデータが自動的に生成されるという性質があり、その中から検査の目的に合致するデータ（一次的所見）を拾い出し、その正確性を評価する必要がある。検査目的外の膨大なデータも同時に生成されるが、それらの評価（データが正確か、その病原性が確からしいかなど）

を全て実施することは現実的に不可能であるため。)

⑮ 得られた所見が、診断の対象である疾患の原因である一次的所見であるか、疾患と関係ない二次的所見であるか判別が困難な場合もあること

⑯ 対象が小児である場合に、二次的所見のうち、遅発性で対処法のある疾患が見いだされた場合は、親や血縁者には有益な情報であっても、小児への直接的な医学的有益性はないため、開示することによる心理社会的な影響について、十分に話し合う必要性が生じる場合があること

⑰ 検査結果 (一次的所見及び二次的所見) が本人や家族に心理的影響を与える場合があること。検査前の遺伝カウンセリングとして、検査結果に応じての予期的ガイダンス(注 6)や話し合いを行うことが望ましいこと (注 7)

⑱ 研究として解析した結果 (一次的所見及び二次的所見) を臨床検査の結果として診療の用に供する場合には、本提言に従って、確認検査が考慮されることを研究参加の際に説明しておくこと。確認検査は原則として再採血の上実施すること、その際に確認検査についての同意の確認を行うこと

(4) 検査結果の検討

① 診療科と遺伝子医療部門が連携したカンファレンス (エキスパートパネル) を、担当医、臨床領域の専門医、遺伝医療・遺伝カウンセリングの専門家である臨床遺伝専門医や認定遺伝カウンセラー等の遺伝学的検査結果の解釈に精通した者を必須メンバーとして定期的に開催し、生殖細胞系列網羅的遺伝学的検査の個別結果を関係者で総合的に検討することが望ましい。必要に応じて、専門領域の遺伝学的検査の専門家 、実際にゲノム解析を担当した解析責任者、当該ゲノム解析に関わるバイオインフォマティシャン(ジェネティックエキスパートなど)、看護師、臨床検査技師などが参加する。一施設では、二次的所見の対象領域の専門家などを含めたエキスパートパネルを構成することができない状況も十分に想定されるため、地域や全国規模の体制で生殖細胞系列網羅的遺伝学的検査の検討を行うことのできる組織やネットワークを整備する必要がある

② エキスパートパネルでは、原則として以下の項目が検討される必要があること。(A)検査結果の分析的妥当性の判断 (外部委託検査の場合はこの項目は含まれないこともある)、(B)VUS(Variant of Uncertain Significance)か病的変異かの判断、(C)一次的所見・二次的所見に該当するかの判断((B) (C)を合わせて臨床的妥当性の判断)、(D)臨床的有用性の判断(同定された一次的所見・二次的所見を含む病的変異に関連する疾患の治療、予防法等の医療に関する検討)、(E) 倫理的法的社会的観点への配慮 (結果開示の方法、医療の提供の方法など) (参考図１)

③ エキスパートパネルでは、検査結果 (一次的所見) をどのように患者(場合によっては代理人)・血縁者に伝えるかも含めて検討すること

④ エキスパートパネルでは、一次的所見の検討が第一の課題であるが、二次的所見については、遺伝子ごとの異なる側面に注意しながら、下記の（5）に示すような開示すべきものが存在するか、確認検査が必要か、開示に伴う具体的なメリットは何か、開示に際しての留意点とその方法について十分討議すること。必要に応じて、二次的所見の関与する疾患の診療科や他の施設を含む専門家も交えて討議をすること

⑤ 研究として実施した結果（一次的所見及び二次的所見）を臨床検査の結果として開示する際は、原則として再採血の上、臨床検査機関での確認検査が必要である。

（5）開示すべき二次的所見

① 臨床的に確立した治療法や予防法が存在し、患者本人・血縁者の健康管理に有益な所見で、精度が高く病因として確実性の高いバリアント

② 具体的には短縮型機能欠失変異もしくは ClinVar などの公的データベースに pathogenic とのみ登録されている病的バリアント（注 8）

③ 精度や病因としての確実性が十分でないため、患者や血縁者に精神的負担を与えたり、誤解を招いたりするおそれがあり、有益性が勝ることが明らかでない場合は開示対象としないこと

④ 開示対象遺伝子は生命への重篤性や治療・予防の可能性などから開示を推奨されている ACMG（American College of Medical Genetics and Genomics）recommendations[1]で指定されている 59 遺伝子が参考となること

⑤ 非発症保因者診断に利用できる所見が得られた場合でも、患者本人・家族の健康管理に直接有益な所見とは現時点ではいいにくいため、原則開示対象としないこと

（6）一次的所見の開示における留意点

① 結果の開示希望について確認を行うこと

② 患者の症候を専門とする担当医または専門医と、臨床遺伝専門医や認定遺伝カウンセラーなどの遺伝医療の専門家が密接に連携して結果開示を行うこと

③ 結果の、患者本人及び血縁者に対する意義について丁寧な説明を行うこと

（7）二次的所見の開示における留意点

① 開示希望について再度慎重に確認を行うこと（注 3）

② 事前の開示希望があり、開示すべき二次的所見が見いだされなかった場合は、一次的所見の結果説明の際にその旨を伝えること。開示すべき二次的所見が見いだされなかったことは二次的所見が存在しないことを意味するものではないことに留意すること

③ 開示すべき二次的所見が存在した場合、その開示は臨床遺伝専門医や認定遺伝カ

ウンセラーを含む適切なスタッフで構成され十分な遺伝カウンセリングが提供できる体制の下、プライバシーの確保された場所で行うこと

④　二次的所見の関与する疾患の施設内外の診療科や専門医との連携を行うこと。特に、施設内に当該専門医がいない場合、難病医療ネットワーク等の情報を活用しながら、遺伝子医療部門の認定遺伝カウンセラーなどにより、検査を行う端緒となった担当医と二次的所見に関与する医療機関との連携を行うこと。

⑤　また、状況に応じては、同意書に記載された「二次的所見が血縁者の健康管理に役立つ場合に、解析結果を伝えて良い家族（代理人）」への連絡を行って血縁者への遺伝カウンセリングを実施すること(注 9)

（８）継続的な遺伝カウンセリングと患者・家族・血縁者の支援

①　一次的及び二次的所見が得られた患者やその血縁者については、定期的なサーベイランス等に確実に結びつけたり、より幅広い血縁者間での情報共有を図るため、継続的な遺伝カウンセリングを適切なタイミングで実施すること

②　血縁者が同一変異を保有するか調べる遺伝学的検査を実施できる体制を確立しておくこと

（９）　その他

　本提言の対象としては、生殖細胞系列の疾患群遺伝子パネル検査（通常数十〜数百遺伝子程度までを調べるもの）は、概念的には二次的所見は生じえないものとして直接の対象とはしていない。しかしながら、多数の遺伝子を含む遺伝子パネルにおいては、当初想定していなかった遺伝子に変異が見いだされる可能性もあることから、本提言の考え方を参考とすることができる。

　生殖細胞系列網羅的遺伝学的検査の際の具体的な遺伝カウンセリングのありかたについては、今後さらに検討して付記していく予定である。

　なお、本提言に記載していない事項については、医療・介護関係事業者における個人情報の適切な取扱いのためのガイダンス（平成 29 年 4 月 14 日）(https://www.mhlw.go.jp/file/06-Seisakujouhou-12600000-Seisakutoukatsukan/0000194232.pdf) を参照し、関連法令等を遵守して対応すること。

（注１）従来「偶発的所見・二次的所見」と記載されることが多かったが、本提言では、明らかな病的変異について、本来の検査の目的である「一次的所見」と本来の目的ではないが解析対象となっている遺伝子の「二次的所見」に分けて呼ぶことを提唱する。「偶発的所見」という用語は、あくまでも解析対象であることの意識が薄れる懸念があり、所見が発生した時の対応が後手に回ることにもつながるからである。この「二次的所見」の定義は、米国大統領委員会の答申[2]や ACMG のいう"secondary findings"の定義[3]とは若干異

なる。米国大統領委員会の答申では、"secondary findings" は、「実施者は A を発見することを目的とし、かつ専門家の推奨による D も積極的に検索する」と説明されており、例として「ACMG はいかなる臨床目的でも大規模な遺伝学的解析を行う検査者は、24 の表現型形質の原因となるバリアントを検索すべきと推奨する」とある。ACMG の recommendations[3]では、24 疾患（現在は 27 疾患 59 遺伝子 [1]）を患者が Opt-out しない限り、別に調べることを求めており、これで病的変異が見いだされた場合を"secondary findings"と呼んでいる。したがって、ACMG のいう"secondary findings"は治療法・予防法があり開示すべきもののみを指していると思われる。しかし、我が国では ACMG59 遺伝子 [1]を actionable なものと限定することはまだできず、actionability は種々の状況で異なるもののため、米国と同じ"secondary findings"の定義を採用することはできない。ここで定義する「二次的所見」には、治療法・予防法があり開示すべきものとそうでないものを含むことになる。そのうえで、開示すべきかどうかエキスパートパネルにおいて慎重に検討する必要がある。

（注 2）本提言は、出生前診断や胎児組織の診断は対象としない。

（注 3）二次的所見の開示希望については、検査前に意向を聞いた上で、開示前に確認を行うことを原則とする。また、同意の撤回の権利があることも確認しておく必要がある。研究としての解析に際しても、二次的所見が疑われ、臨床検査としての確認検査が必要となる場合を想定して、事前に確認検査の実施について希望を確認することが望ましい。

（注 4）　一般に全エクソーム解析における診断率は、約 25-40%，また全ゲノム解析では，約 50%であると報告されている [4]。生殖細胞系列変異が検出される頻度は診断対象の症状や対象集団、家族歴の有無、さらには病的意義の解釈方法などで異なる。

（注 5）一般に全エクソーム解析を実施すると、全体として数%の確率で二次的所見にあたる生殖細胞系列変異が検出されるといわれているが、二次的所見の定義や病的意義の解釈方法などで異なる [5)-12)]。

（注 6）　Anticipatory Guidance.　検査実施前に、検査結果を聞いた時に想定される自分自身に起こる気持ちの変化やそれに対する具体的な対応方法などを被検者自身に考えてもらうこと。

（注 7）　現状では生殖細胞系列網羅的遺伝学的検査は、未診断の遺伝性疾患が疑われる症例に実施されることが多い。その検査の病的変異が見出されて診断が確定された場合には、長期にわたる原因の追求（診断の探索）からの解放（"end of diagnostic odyssey"）と

いうように，将来の見通しが判明し安堵や安心に繋がるという調査知見がある。一方、遺伝性疾患であることの確定や予後情報等によって精神的な負担、新たな診断に対する適応の難しさ、それまでのピアネットワーク（同じ病気や境遇を持つ人とのネットワーク）の喪失を経験する場合も報告されている。必ずしも"diagnostic odyssey"の終わりでなく，新たな"odyssey"の始まりであるとの知見もある。さらに病的変異が見出されない場合や曖昧な結果の場合の心理社会的影響については、さらなる今後の知見が必要であり、現状、結果のいかんに関わらず結果説明後の継続的な遺伝カウンセリングが重要である [4),13)-15)]。具体的には、病的変異がわかって本人や家族が精神的ショックを受けることがある一方で、わかってすっきりするケースもある。また、病的変異が見つからなかった場合には安心することもあるが、かえって落ちつかない気持ちになることもある。さらに、二次的所見の場合には実際に検査をうけるかどうかや、検査の話や結果を伝えるかどうかについて家族に軋轢が生じたり、サバイバーズ・ギルト（生存者や病気でない人が感じる罪悪感）を感じたりすることがある。

（注 8）Likely pathogenic バリアントの取扱いについてはエキスパートパネルで慎重に検討することとすること。バリアントの評価については ACMG ガイドライン [16)] も参照すること。また、短縮型機能欠失変異であってもタンパクの C 末端近くに生じるナンセンス変異・フレームシフト変異はまれに病的といえないこともあるため、確実な病的ミスセンス変異として確立している変異よりも 5'側のバリアントであることが必要である。各種ガイドライン等で管理法が提唱されている遺伝子については個別に開示を検討すること

（注 9）健康管理に役立つ二次的所見の血縁者への伝達については、まず患者本人から血縁者へ行うことを原則とするが、患者の病状などによっては医療者から伝達することも必要となる。

文献・参考資料

1） ANTICIPATE and COMMUNICATE Ethical Management of Incidental and Secondary Findings in the Clinical, Research, and Direct-to-Consumer Contexts. Presidential Commission for the Study of Bioethical Issues. Dec 2013
http://bioethics.gov/sites/default/files/FINALAnticipateCommunicate_PCSBI_0.pdf

2） ACMG Board of Directors.: ACMG policy statement: updated recommendations regarding analysis and reporting of secondary findings in clinical genome-scale sequencing　Genet Med 17: 68-69, 2014.

3） Sarah S, Kalia ScM, Adelman K, et al.: Recommendations for reporting of secondary findings in clinical exome and genome sequencing, 2016 update (ACMG SF v2.0): a policy statement of the American College of Medical Genetics and Genomics. 2016, Genet Med advance online publication, November 17, doi:10.1038/gim.2016.190

4 ） Sawyer SL, Hartley T, Dyment DA et al.: Utility of whole-exome sequencing for those near the end of the diagnostic odyssey: time to address gaps in care. Clin Genet. 89:275-84,2016

5 ） Yang Y, Donna M, Fan X, et al.: Molecular Findings Among Patients Referred for Clinical Whole Exome Sequencing. JAMA 312: 1870–1879, 2014

6 ） Lee H, Deignan JL, Dorrani N, et al.: Clinical Exome Sequencing for Genetic Identification of Rare Mendelian Disorders. JAMA 312:1880-1887, 2014

7 ） Olfson E, Cottrell CE, Davidson NO, et al.: Identification of Medically Actionable Secondary Findings in the 1000 Genomes. PloS One 10:e0135193, 2015

8 ） Jurgens J, Ling H, Hetrick K, et al.: Assessment of incidental findings in 232 whole-exome sequences from the Baylor–Hopkins Center for Mendelian Genomics. Genet Med. 17:782-788, 2015

9 ） Mi-Ae Jang, Lee SH, Kim N, Ki CS: Frequency and spectrum of actionable pathogenic secondary findings in 196 Korean exomes. Genet Med. 17:1007-1011, 2015

1 0 ） Gambin T, Jhangiani SN, Below JE, et al.: Secondary findings and carrier test frequencies in a large multiethnic sample. Genome Med. 7:54, 2015

1 1 ） Kwak SH, Chae J, Choi S, et al.: Findings of a 1303 Korean whole-exome sequencing study. Exp Mol Med. 49:e356, 2017

1 2 ） Sapp JC, Johnston JJ, Driscoll K et al.: Evaluation of Recipients of Positive and Negative Secondary Findings Evaluations in a Hybrid CLIA-Research Sequencing Pilot. Am J Hum Genet 103(3):358-366, 2018

1 3 ） Krabbenborg, L., Vissers LE, Schieving J et al. :Understanding the psychosocial effects of WES test results on parents of children with rare diseases. J Genet Couns, 25(6):1207-1214, 2016.

1 4 ） Rosell, AM., Pena LD, Schoch K, et al.. Not the end of the odyssey: Parental perceptions of whole exome sequencing (WES) in pediatric undiagnosed disorders. J Genet Couns, 25(5): 1019-31,2016.

1 5 ） Tolusso LK et al: Pediatric Whole Exome Sequencing: an Assessment of Parents' Perceived and Actual Understanding. J Genet Couns 26(4):792-805, 2017

1 6 ） Richards S, Aziz N, Bale S, et al. on behalf of the ACMG Laboratory Quality Assurance Committee. Standards and guidelines for the interpretation of sequence variants: a joint consensus recommendation of the American College of Medical Genetics and Genomics and the Association for Molecular Pathology. Genet Med 17:405–423, 2015

AMED　ゲノム創薬基盤推進研究事業
ゲノム情報研究の医療への実利用を促進する研究（ゲノム創薬研究の推進に係る課題解決に関する研究 ）
A-②：ゲノム情報患者還元課題
「医療現場でのゲノム情報の適切な開示のための体制整備に関する研究」

研究開発代表者	小杉眞司	京都大学大学院医学研究科医療倫理学・遺伝医療学
研究開発分担者	金井雅史	京都大学大学院医学研究科臨床腫瘍薬理学・緩和医療学
研究開発分担者	川目　裕	東北大学 東北メディカルメガバンク機構 遺伝子診療支援・遺伝カウンセリング分野 東京慈恵会医科大学附属病院 遺伝診療部
研究開発分担者	後藤雄一	国立精神・神経医療研究センター メディカル・ゲノムセンター
研究開発分担者	櫻井晃洋	札幌医科大学医学部遺伝医学
研究協力者	武藤　学	京都大学大学院医学研究科腫瘍薬物治療学
研究協力者	宮本恵宏	国立循環器病研究センター ゲノム医療支援部
研究協力者	三宅秀彦	お茶の水女子大学大学院 人間文化創成科学研究科 ライフサイエンス専攻 遺伝カウンセリングコース
研究協力者	孫 徹	国立循環器病研究センター ゲノム医療支援部／創薬オミックス解析センターオミックス解析推進室
研究協力者	和田敬仁	京都大学大学院医学研究科医療倫理学・遺伝医療学
研究協力者	山田崇弘	京都大学医学部附属病院遺伝子診療部
研究協力者	平沢晃	岡山大学大学院医歯薬学総合研究科
研究協力者	松本繁巳	京都大学大学院医学研究科腫瘍薬物治療学
研究協力者	高　忠之	京都大学大学院医学研究科腫瘍薬物治療学
研究協力者	西垣昌和	京都大学大学院医学研究科人間健康科学系専攻
研究協力者	佐藤智佳	関西医科大学 病態検査学
研究協力者	赤羽智子	慶應義塾大学医学部産婦人科学教室
研究協力者	清水玲子	国立精神・神経医療研究センター
研究協力者	宮﨑幸子	札幌医科大学附属病院
研究協力者	井本逸勢	愛知県がんセンター研究所
研究協力者	本田明夏	京都大学大学院医学研究科医療倫理学
研究協力者	稲葉　慧	京都大学大学院医学研究科医療倫理学
研究協力者	松川愛未	京都大学大学院医学研究科医療倫理学
研究協力者	森田瑞樹	岡山大学大学院医歯薬学総合研究科
研究協力者	難波栄二	鳥取大学 研究推進機構

研究協力者	原田直樹	京都大学 iPS 細胞研究所
研究協力者	近藤知大	京都大学医学部附属病院遺伝子診療部・腫瘍内科
研究協力者	吉岡正博	京都大学医学部附属病院遺伝子診療部
研究協力者	山本佳宏	京都大学医学部附属病院腫瘍内科
研究協力者	秋山奈々	千葉県こども病院　こども・家族支援センター
研究協力者	平岡弓枝	国立がん研究センター東病院　遺伝子診療部門
研究協力者	高嶺恵理子	東京医科歯科大学医学部附属病院　腫瘍センター/遺伝子診療科
研究協力者	川崎秀徳	京都大学大学院医学研究科医療倫理学・遺伝医療学
研究協力者	村上裕美	京都大学医学部附属病院遺伝子診療部
研究協力者	鳥嶋雅子	京都大学医学部附属病院遺伝子診療部
研究協力者	中川奈保子	京都大学大学院医学研究科医療倫理学・遺伝医療学

謝辞

　本提言の作成にあたり、日本人類遺伝学会、日本遺伝カウンセリング学会、日本遺伝子診療学会、全国遺伝子医療部門連絡会議等および東京大学名誉教授・武蔵野大学法学部特任教授樋口範雄氏より、多くの建設的なご意見をいただきましたことに深謝いたします。

参考図1.
の流れ

NGS検査で出現するデータ

Analytic Validityのチェック
（分析的妥当性）

A 解析結果が正しいかの判断

A FASTQ file ➡ BAM file

Tab-separated values (TSV) file
Variant call format (VCF) file

検査会社
あるいは
院内検査室

- -

Clinical Validityのチェック
（臨床的妥当性）

B VUSか、病的変異かの判断

C 一次的所見か、二次的所見かの判断

Clinical Utilityのチェック
（臨床的有用性）

D 同定された変異に関連する疾患の
治療、予防法等の医療に関する検討

ELSIの配慮
（倫理、法的、社会的観点）
遺伝カウンセリング内容を含む

E 遺伝カウンセリングを含む
開示の仕方、医療提供

B VUS (variants of unknown significance)

Pathological variants

C

Primary variants   Secondary variants

D   D'

Primary variants   Secondary variants

E   E'

結果開示   結果非開示

ゲノム中核
拠点病院
（エキスパートパネル）

おわりに

　本シンポジウムは、これまで継続して、難病とがんというゲノム医療の対象となる2大分野の現状や課題、その解決に向けた取組み、関連する重要な話題をシンポジウムとして企画し、注目すべき話題は教育講演として取り上げてきました。そして、シンポジウムの講師の先生方には臨床病理レビュー（臨床病理刊行会）特集号への執筆をご依頼し、しっかりした記録としても残してきました。

　このような背景のもと、第9回日本遺伝子診療学会：遺伝子診断・検査技術推進フォーラム　公開シンポジウム2019は、テーマを「どうなる!?ゲノム医療」として2019年12月5日（木曜日）に開催されました。前述のように本特集号は、第9回公開シンポジウムの講師の先生方にご講演内容について執筆をお願いし掲載しております。講師の先生方が、現在のゲノム医療でどれほど重要な活動をされているかは本読者の皆様はご存知だとは思います。

　参考資料としては、本シンポジウムでも講師をお願いしました京都大学小杉眞司先生が、MEDゲノム創薬基盤研究事業「ゲノム情報研究の医療への実応用を促進する研究」A-②：ゲノム情報患者還元課題「医療現場でのゲノム情報の適切な開示のための体制整備に関する研究」（2017～2019年度：研究代表者：小杉眞司）で取りまとめました「ゲノム医療における情報伝達プロセスに関する提言―その1：がん遺伝子パネル検査を中心に（改定第2版）」及び「ゲノム医療における情報伝達プロセスに関する提言―その2：次世代シークエンサーを用いた生殖細胞系列網羅的遺伝学的検査における具体的方針（改定版）」（https://www.amed.go.jp/news/seika/kenkyu/20200121.html）全文を掲載しましたので是非ご参照ください。この提言は、ゲノム医療時代の基盤となる重要な提言だと考えています。

　なお、本シンポジウムは、日本遺伝子診療学会の遺伝子診断・検査技術推進フォーラム委員会の下に設けられました遺伝子診断・検査技術推進フォーラム実行委員会が主体となって運営にあたってきました。また、このフォーラム実行委員会の活動は、フォーラム賛助会員、すなわち遺伝子診断・検査技術推進フォーラム活動に賛同いただける団体・企業の会員が主体となりアカデミアと連携・協力しながら活動してきました。この活動こそ、他の学会とは異なる日本遺伝子診療学会もつ企業会員との近さにより担われているものと考えています。なお、まだフォーラム賛助会員でない企業の皆様は学会ホームページの入会のご案内をご覧いただき、積極的にこの活動に参画していただきたいと考えています。

2020年12月

　　　　　　　　　　　　　　　　　　　　　　　　一般社団法人　日本衛生検査所協会

　　　　　　　　　　　　　　　　　　　　　　　　　　　堤　　正好

索　引

臨床病理レビュー 特集第 165 号

どうなる？！ ゲノム医療
2020-2021

令和3年1月31日発行

定価 3,520 円（本体 3,200 円）⑩

表紙画像：鈴木里美
表紙装丁：OSARU

発行：臨床病理刊行会
　〒 104-0042 東京都中央区入船 3-3-3
　電話：03-3552-0931
　FAX：03-3552-0770
　URL http://www.uchu-dou.co.jp/

発売：株式会社 宇宙堂八木書店
　〒 104-0042 東京都中央区入船 3-3-3
　電話：03-3552-0931
　FAX：03-3552-0770
　URL https://www.uchu-dou.jp/